Bouxlaux Yingzyangj Baujgen Cihsiz

老年人营养保健知识

Sawcuengh Caeuq Sawgun
壮汉双语

Vangz Nihnih　Raiz

黄妮妮　著

Luz Yungjbinh　Hoiz

卢勇斌　译

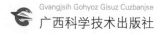

Gvangjsih Gohyoz Gisuz Cuzbanjse
广西科学技术出版社

图书在版编目（CIP）数据

老年人营养保健知识: 壮、汉 / 黄妮妮著; 卢勇斌译 . —南宁: 广西科学技术出版社，2022.12

（中国—东盟传统医药文库）

ISBN 978-7-5551-1858-9

Ⅰ.①老… Ⅱ.①黄… ②卢… Ⅲ.①老年人—营养卫生—基本知识—壮、汉 .②老年人—保健—基本知识—壮、汉 Ⅳ.① R153.3 ② R161.7

中国版本图书馆 CIP 数据核字（2022）第 192711 号

LAONIANREN YINGYANG BAOJIAN ZHISHI（ZHUANG HAN SHUANG YU）

老年人营养保健知识（壮汉双语）

黄妮妮　著　卢勇斌　译

策　　划：赖铭洪　朱杰墨子

责任编辑：罗　风　黎　坚　袁　虹　韦丽娜　　　责任校对：方振发

责任印制：韦文印　　　　　　　　　　　　　　　封面设计：韦宇星

版式设计：林　蕊　　　　　　　　　　　　　　　特邀编辑：李科全

出 版 人：卢培钊　　　　　　　　　　　　出版发行：广西科学技术出版社

社　　址：广西南宁市东葛路 66 号　　　　邮政编码：530023

网　　址：http://www.gxkjs.com　　　　　　编 辑 部：0771-5864716

印　　刷：广西雅图盛印务有限公司

地　　址：南宁市经开区金凯路 112 号现代标准厂房 6 栋

邮政编码：530033

开　　本：787mm×1092mm　　　1/32

字　　数：88 千字　　　　　　　　　　　印　　张：4.75

版　　次：2022 年 12 月第 1 版　　　　　印　　次：2022 年 12 月第 1 次印刷

书　　号：ISBN 978-7-5551-1858-9

定　　价：39.80 元

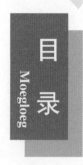

目录
Moegloeg

Cieng Daih'it Gij Daegdiemj Gwn Caeuq Yingzyangj Bouxlaux

Hezcihsang **1**

1. Hezcih Ciengzraen Vaniemh Hanghmoeg Caeuq Cingqciengz Cijbyauh Miz

   Gijlawz ? 2

2. Hezcihsang Miz Gijmaz Haihcawq ? 3

3. Hezcihsang Vihmaz Rox Cauhbaenz Hezyazsang，Yinxhwnj Ukcungfungh

   Caeuq Baenz Binghsim ? 4

4. Hezcihsang Gwnz Linzcangz Miz Gijmaz Biujyienh ? 5

5. Gijgwn Bouxbingh Hezcihsang Miz Gijmaz Daegdiemj ? 7

6. Bouxbingh Hezcihsang Aeu Haeujsim Bouj Gijmaz Yingzyangj ? 9

7. Hezcih Mboujdoengz Bingzciengz Fuengzceih Miz Gijmaz Fuengfap? 11

Cieng Daihngeih Gij Daegdiemj Gwn Caeuq Yingzyangj Bouxlaux

Hezyazsang **12**

1. Gij Byauhcunj Hezyaz Sang Dwg Geijlai ? 13

2. Hezyazsang Cogeiz Miz Gijmaz Biujyienh Caeuq Haihcawq ? 14

3. Hezyazsang Geizgyang Caeuq Geizlaeng Miz Gijmaz Biujyienh Caeuq

   Haihcawq ? 15

4. Bouxbingh Hezyazsang Gijgwn Youqgaenj Dwg Gijmaz ?　　16

5. Bouxbingh Hezyazsang Hab Gwn Cungj Doxgaiq Lawz ?　　18

6. Gij Cocih Fuengzre Hezyazsang Miz Gijmaz ?　　19

Cieng Daihsam　Gij Daegdiemj Gwn Caeuq Yingzyangj Bouxlaux Hezdangzsang　20

1. Hezdangz Cingqciengzciz Dwg Geijlai ?　　21

2. Hezdangz Ndang' vunz Daj Gizlawz Daeuj Ne ?　　22

3. Hezdangz Ndang' vunz Yaek Haeuj Gizlawz Bae ?　　23

4. Dangzniubing Faen Ok Geijlai Cungj Loihhingz ?　　24

5. Hezdangzsang Miz Gijmaz Haihcawq ?　　25

6. Bouxbingh Hezyazsang Gijgwn Ngoenznaengz Aeu Haeujsim Fuengmienh Lawz ?　　26

7. Bouxbingh Hezdangzsang Baenzlawz Baujciz Gohyoz Yingzyangj Genjaeu ?　　27

8. Hezdangzsang Ngoenznaengz Baujgen Aeu Haeujsim Gijmaz ?　　30

Cieng Daihseiq　Daegdiemj Gwn Caeuq Yingzyangj Bouxlaux Niusonhsang　31

1. Niusonhsang Daj Gizlawz Daeuj Ne ?　　32

2. Niusonhsang Miz Gijmaz Haihcawq ?　　33

3. Niusonhsang Gak Aen Seizduenh Linzcangz Miz Gijmaz Biujyienh ?　　34

4. Gyoengqvunz Niusonhsang Gijgwn Daegdiemj Dwg Gijmaz ?　　36

5. Gij Byauling Hamzliengh Gak Cungj Gijgwn Dwg Baenzlawz Ne ?　　37

6. Gyoengqvunz Niusonhsang Aeu Bouj Gij Yingzyangjsu Lawz ?　　39

7. Gyoengqvunz Niusonhsang Ngoenznaengz Hohleix Aeu Haeujsim Gijmaz ?　　41

Cieng Daihhaj Daegdiemj Gijgwn Caeuq Yingzyangj Bouxlaux

Binghsimdaeuz   **42**

1. Yenzyinh Caeuq Linzcangz Binghsimdaeuz Biujyienh Miz Yienghlawz ?   43

2. Gijmaz Dwg Gvansinhbing ? De Miz Gijmaz Sienghaih ?   44

3. Boux Binghsimdaeuz Gijgwn Aeu Haeujsim Gijmaz ?   45

4. Boux Binghsimdaeuz Aeu Haeujsim Bouj Gijmaz Yingzyangjsu ?   47

Cieng Daihroek Gij Gwnndoet Caeuq Yingzyangj Daegdiemj Bouxlaux

Baenz Binghdungx   **49**

1. Binghdungx Linzcangz Biujyienh Miz Gijmaz ?   50

2. Gij Daegdiemj Gijgwn Boux Baenz Binghdungx Dwg Gijmaz ?   52

3. Boux Baenz Binghdungx Aeu Bouj Gijmaz Yingzyangjsu ?   54

4. Henndang Boux Baenz Binghdungx Ngoenznaengz Aeu Haeujsim

    Gijmaz ?   55

Cieng Daihcaet Gij Daegdiemj Gwn Caeuq Yingzyangj Bouxlaux Baenz

Binghmak   **56**

1. Cauhbaenz Binghmak Dwg Gijmaz ?   57

2. Binghmak Cunghhozcwng (NS) Miz Gijmaz Haihcawq ?   58

3. Gij Daegdiemj Dajgwn Bouxbinghmak Dwg Gijmaz ?   60

4. Boux Baenz Binghmak Haenx Ngoenznaengz Baujgen Aeu Haeujsim

    Gijmaz ?   63

Cieng Daihbet Aeu Rox Gij Cihsiz Dinj Gijgwn Baujgen   **64**

1. Gijgwn Baujgen Bouxboux Cungj Aeu Gwn Lwi ?   65

2. Gijgwn Baujgen Daihgaiq Baen Baenz Geij Cungj ?   67

3. Gijgwn Baujgen Caeuq Gijyw Mboujdoengz Cujyau Youq Gizlawz ?   68

3

4. Baenzlawz Duenhdingh Gijgwn Baujgen Gvangjgau Famhfap？　　70

5. Baenzlawz Baexmienx Saenq Gijgwn Baujgen Senhconz Gyaj Caeuq Deng Yaeuh？　　71

第一章　高血脂老年人的饮食及营养特点　　73

1. 血脂常见化验项目及正常指标有哪些？　　74

2. 高血脂有什么危害？　　75

3. 高血脂为什么会导致高血压，引起脑卒中和冠心病？　　76

4. 高血脂有哪些临床表现？　　77

5. 高血脂患者的饮食要点是什么？　　79

6. 高血脂患者要注意补充哪些营养？　　81

7. 血脂异常的防治措施有哪些？　　83

第二章　高血压老年人的饮食及营养特点　　84

1. 高血压的血压标准是多少？　　85

2. 高血压初期会有哪些表现和危害？　　86

3. 高血压中晚期会有哪些表现和危害？　　87

4. 高血压患者的饮食要点是什么？　　88

5. 高血压患者适合食用的食物有哪些？　　90

6. 预防高血压的措施有哪些？　　91

第三章　高血糖老年人的饮食及营养特点　　92

1. 血糖正常值是多少？　　93

2. 人体内糖的来源有哪些？　　94

3. 人体内糖的去路是哪里？　　95

4. 糖尿病分哪些类型？　　96

5. 高血糖的危害有哪些？　　97

6. 高血糖患者日常饮食要注意哪些方面？　　98

7. 高血糖患者如何保持科学的营养选择? 99

8. 高血糖的日常保健要注意什么? 102

第四章　高尿酸老年人的饮食及营养特点　103

1. 尿酸的来源有哪些? 104

2. 高尿酸有哪些危害? 105

3. 高尿酸各个阶段的临床表现是什么? 106

4. 高尿酸人群的饮食要点是什么? 108

5. 各种食物的嘌呤含量是怎样的? 109

6. 高尿酸人群需要补充哪些营养素? 111

7. 高尿酸人群的日常护理要注意什么? 113

第五章　老年心脏病患者的饮食及营养特点　114

1. 心脏病的病因和临床表现有哪些? 115

2. 什么是冠心病? 它有什么危害? 116

3. 心脏病患者的饮食要点有哪些? 117

4. 心脏病患者要注意补充的营养素有哪些? 119

第六章　老年胃病患者的饮食及营养特点　121

1. 胃病的临床表现有哪些? 122

2. 胃病患者的饮食要点是什么? 124

3. 胃病患者需要补充的营养素有哪些? 126

4. 胃病患者的日常护理要点有哪些? 127

第七章　老年肾病患者的饮食及营养特点　128

1. 导致肾病的原因有哪些? 129

2. 肾病综合征(NS)的危害有哪些? 130

3. 肾病患者的饮食要点是什么? 132

4. 肾病患者的日常保健有哪些要点? 135

第八章　保健食品不可不知的小知识　　136

1. 保健食品人人都需要吃吗? 137

2. 保健食品的大致分类有哪些? 139

3. 保健食品与药品主要有哪些区别? 140

4. 如何判断违法保健食品广告? 142

5. 如何避免相信保健食品的不实宣传而上当受骗? 143

Cieng Daih' it
Gij Daegdiemj Gwn Caeuq Yingzyangj Bouxlaux Hezcihsang

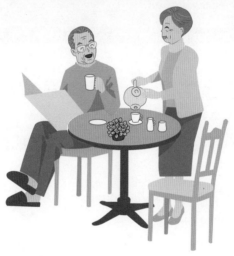

Hezcihsang dwg mingzsug gauhcihhezcwng, dwg ceij suijbingz hezcih ndang'vunz sang gvaqbouh.Hezcihsang dwg aen giekdaej sim'uk hezgvanj baenzbingh fazcanj, ndigah hix deng vunz heuhguh "giz goek bingh lai". Gij lauzhaj cunghsing (ganhyouz sanhcij) caeuq loihcih (danjgucunz、 loihgucunz、 linzcih caeuq dangzcih) ndaw hezcih mbouj yungz haeuj raemx, yaek caeuq gij caijcihdanbwz doxgiet baenz cihdanbwz le cij ndaej yinhcienj, ndigah gauhcihhezcwng hix heuhguh gauhcihdanbwz hezcwng.

1. Hezcih Ciengzraen Vaniemh Hanghmoeg Caeuq Cingqciengz Cijbyauh Miz Gijlawz ?

 Hezcih ciengzraen vaniemh hanghmoeg caeuq cingqciengz cijbyauh

Cungj danjgucunz

2.86 ～ 5.98 mmol/L

Ganhyouz sanhcij

0.22 ～ 1.21 mmol/L

Gauhmizdu cihdanbwz danjgucunz

0.90 ～ 2.19 mmol/L

Ndaej bangcoh danjgucunz daise，dwg loihcih miz ik

Dihmizdu cihdanbwz danjgucunz

Daemqgvaq 3.12 mmol/L

Caijcihdanbwz A_1：110 ～ 160 mg/dL

Caijcihdanbwz B：69 ～ 99 mg/dL

2. Hezcihsang Miz Gijmaz Haihcawq？

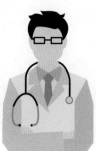

> Hezcihsang dwg ciengzseiz gangj "sam sang" （hezyazsang、hezdangzsang caeuq hezcihsang）aen ndeu，gij haihcawq de gig daih，ciengeiz gaej yawjlawq de bw！

Hezcih sang rox cauhbaenz goengnaengz aen daep deng sonjhaih，yinxfat yizsenyenz、hezyazsang、binghsim、hezdangzsang，cauhbaenz ndaw uk baenz mauhfung、baenz binghsim daengj，sienghaih ndangcangq engqlij haih daengz sengmingh. Ciengzgeiz gij hezcih sang rox cauhbaenz daeplauz、daep doenghmeg gietgeng yiengh unq，daep doenghmeg gietgeng yienghunq le daep sibauh deng sieng，gezgou fatseng bienqvaq，yienghneix couh cauhbaenz daep bienq geng bae，gij goengnaengz aendaep deng sieng.

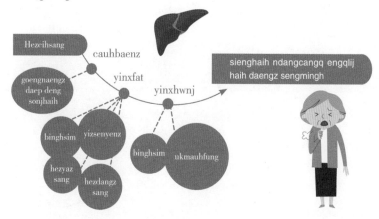

3

3. Hezcihsang Vihmaz Rox Cauhbaenz Hezyazsang, Yinxhwnj Ukcungfungh Caeuq Baenz Binghsim ?

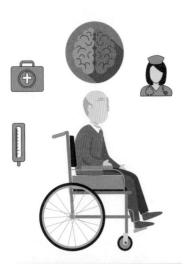

Hezcih sang rox sawj ndaw ndang cauxbaenz doenghmeg gietgeng yiengh unq, cauhbaenz nohsim goengnaengz luenhlablab, hezguenj gaenjciengsu cienjvaqmeiz yaek deng daihliengh giklix, coisawj megdoengh deng hwnjgeuq, yaeuhsawj sengwnzmak baiz ok swngyazsu, yienghneix couh cauhbaenz hezyaz swng sang. Ndang'vunz baez baenz hezyaz-sang, ndaej sawj sailwed ciengzseiz deng hwnjgeuq. Ndaw naeng naujhezgvanj bienq geng deng sonjsaet cix dek, bienqbaenz ukmauhfungh ok lwed, roxnaeuz sailwed youq mwh lwedsaek lumj lwggit cwkdingz cauhbaenz uk lwed saek caeuq uk saek.

Youq mwh ndang'vunz ciengzgeiz hezcih sang cauhbaenz doenghmeg gietgeng yiengh unq, lwed lae soqliengh ndaw gvanhcang doenghmeg gemjsiuj, ndaw sim sailwed bienq gaeb, sim noh lwedliengh gemjnoix, cauhbaenz sim noh lwed noix, yinxhwnj simgeujin, couh baenz binghsim.

Linghvaih, hezcih caeuq hezdangz daise cungj aeu yizdaujsu, cungj gingcwngh neix, yaek sawj hezdangzsang caeuq hezcihsang caiq doxnangq baegnaiq dem, doxyingjyangj, ndigah hezcihsang rox yinxhwnj hezdangzsang. Caemhcaiq, boux baenz hezcihsang, ciengzseiz cungj miz sibgvenq gwnndoet naengzliengh sang, gwn dangz daiq lai, yungzheih yinxhwnj gazngaih dangz daise, doeksat cauhbaenz hezdangzsang.

4

4. Hezcihsang Gwnz Linzcangz Miz Gijmaz Biujyienh ?

Linzcangz eiqsei dwg gangj daj yihyoz fuengmienh canghyw cigsoh hawj bouxbingh yawjduenh caeuq yw bingh, aenvih gip yw seiz, itdingh aeu dep henz congzbingh cix ndaej mingz. Linzcangz biujyienh couh dwg ceij aenndang bouxbingh aenvih baenz bingh cix fatseng gij bienqvaq mbouj doengz bingzciengz haenx, dwg aen baengzgawq youqgaenj canghyw duenqbingh. Canghyw linzcangz couh dwg boux canghyw raeuz bae yihyen yawj bingh seiz bungqraen haenx, linghvaih lij miz canghyw binghleix、canghyw gunghgung veiswngh daengj.

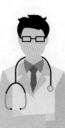

① Gig vaiq naj、fwngz okyienh haemq lai raizndaem (diuz raiz hung gvaq raizban nienzgeq, saek engq laeg.), caemhcaiq geiqsingq caeuq fanjying bienq numq mingzyienj.

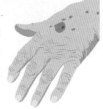

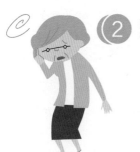

② Ciengzseiz miz gij cingzgvang gyaeuj ngunh uk bongz roxnaeuz caeuq vunz gangj vah seiz, yaepyet seizgan haenx yungzheih dalaep.Haetromh hwnq le ukgyaeuj mbouj singjsak, gwn ngaiz sat hix gaijndei, banringz gvaq le yungzheih dalaep, hoeng gyanghaemh gig cingsingj.

5

③ Nohlauz caem youq ndaw caen naeng, rox yinxhwnj aen nok saekhenj, lijmiz nohlauz caem youq ndaw naeng sailwed baihndaw, rox yinxhwnj doenghmeg gietndongj.

④ Yawj doxgaiq baenz raq baenz raq myoxmyad, cauxbaenz cungj yienhsiengq neix dwg aenvih lwed bienq niu、lae'byaij gemj menh yinxhwnj sisinzgingh roxnaeuz sivangjmoz saekseiz noix lwed、noix yangjgi cauhbaenz.

⑤ Bongzga ciengzseiz hwnjgeuq, lij roxnyinh in lumj oen coeg, gij neix dwg biujyienh danjgucunz gyonjcomz youq ndaw noh ga.

⑥ Gij saenqhauh hezcih sang mehmbwk cungnienz caeuq lauxnienz dwg najvangzyouz, cujyau biujyienh dwg gwnz lwgda miz di naengcinj loq henj he, ngamq hwnj cij miz naed haeux baenzneix hung, beij naengnoh sang di, baih youqgaenj haenx daengx da cungj miz.

Dang'yienz, gij linzcangz biujyienh roxnaeuz yienghsiengq gwnz neix, aeu baizcawz yinhsu gizyawz bae, lij aeu giethab yihyoz genjcaz cij ndaej doekdingh dwg mbouj dwg hezcihsang.

6

5. Gijgwn Bouxbingh Hezcihsang Miz Gijmaz Daegdiemj ?

Bouxbingh hezcihsang gwnndoet aeu gangj "aen bingzyaenx ndeu" "haj aen yenzcwz" 、gwn ndaej damh、habdangq gwn caz.

① Aen bingzyaenx ndeu

Gij cungjloih caeuq beijlaeh yingzyangjsu youq ndaw gijgwn doxdaengh gwn haeux.

② Haj aen yenzcwz

Gwn doxgaiq aeu naengzliengh daemq、danjgucunz daemq、lauzhaj noix、dangz noix、senhveiz dajgwn lai.

■ Naengzliengh daemq: gaemhanh gij soqliengh gwn doxgaiq, baujcwng ndat soqliengh gihcuj suphaeuj, veizciz ndangnaek ngamjndei.

■ Danjgucunz daemq: caenhliengh mbouj gwn gijgwn miz danjgucunz lai haenx, lumjbaenz dungxsaej doenghduz、uk doenghduz, lij aeu siuj gwn gyaeqhenj dem.

■ Lauzhaj noix: siuj gwn gijgwn hamzmiz baujhoz cihfangzsonh lai de, baudaengz gijgwn doenghduz (lumjbaenz naeng noh caeuq cijvaiz cenzcij) caeuq mbangj gijgwn doenghgo (lumjbaenz youzyehswj caeuq youzgvang). Dajcawj yaek aeu gij youz miz baujhoz cihfangzsonh lai (lumjbaenz youzcehyamaz、youz makgyamj、youzceh makit), noix gvaq 20g ngoenz ndeu. Aeu bya caeuq duh dingjlawh noh wnq, dangguh gijgwn danbwzciz. Mbouj gwn roxnaeuz caenhliengh noix gwn gijgwn lauz biz caeuq diemjsim, lumjbaenz duhdoem、cehgva、 makhwet、gaugyaeq、gausihdenj、bingjgau cungguek、gyaujgwzliz caeuq binghgizlinz daengj.

■ Dangz daemq: bouxbingh hezcih mbouj doengz bingzciengz, wnggai gaemhanh gwn di dangz, gaej gwn baenzlai haeux. Siuj gwn dangz, lumjbaenz begdangz、dangznding、binghdangz、mwzyazdangz、buzdauzdangz caeuq gij doxgaiq aeu dangz daeuj guh de, lij miz aeu mak guh baenz makdek, gaej gwn baenzlai yinjliu.

■ Gijgwn senhveiz lai: gijgwn senhveiz deng heuhguh gij yingzyangjsu daihcaet gyoengqvunz yienhdaih, hawj raeuz noix gwn, sawj danjgucunz ndaw lwed bienq noix. Yenmwz dwg gijgwn senhveiz lai ceiq ndei, ngoenz ndeu gwn $60 \sim 70$ g, danjgucunz ndaej gyangqdaemq 5% gij gailiz baenz binghsimdaeuz gyangqdaemq 10%. Gijgwn senhveiz lai lijmiz haeuxnyauq、duhro、haijdai、byaekheu、mak daengj.

③ Gwn doxgaiq yaek cit di, ciengzseiz gwn di bya ndaw haij、gij doxgaiq aeu duh daeuj guhbaenz daengj

Gyu noix: bouxbingh hezcihsang, wnggai gaemhanh gwn gyu, ngoenz ndeu gaej mauhgvaq 6 gwz.

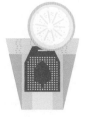

④ Moix ngoenz habdangq gwn caz

Gwn caz ndaej gyangqdaemq hezcij, hoeng gaej youq bae ninz gaxgonq gwn, yingjyangj ninz.

6. Bouxbingh Hezcihsang Aeu Haeujsim Bouj Gijmaz Yingzyangj ?

1 Gijgwn senhveiz

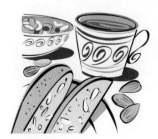

■ Gijgwn senhveiz ndaej bau lauzhaj hwnjdaeuj, hixndaej hawj saej nod engq vaiq di, lauzhaj supsou ndaej noix, couh ndaej gyangqdaemq hezcih.

■ Gijgwn hamzmiz senhveiz lai cungjloih lumj baihlaj：

Haeux：haeuxmienh、meggangj、haeuxyangz、meggak、haeuxndaem、mienhbenq、maenzdoengzlingz、maenz daengj.

Loihduh：duhhenj、duhlanjdou、duhndaem、duhheu、duhlimz daengj.

Byaekheu：rangz、lwgmanh、byaekva、byaekgut、byaekbohcaiq、namzgva、byaekhau、byaekyouzcaiq daengj.

Raet：raetrang、raetmoegngaex、raet、raetngaenzhau daengj.

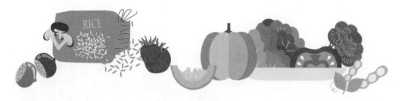

2 Dohbubaujhoz cihfangzsonh

■ Dohbubaujhoz cihfanghzsonh ndaej hawj lauzhaj daise vaiq，caeuq guh baenz lauzhaj，hawj hezcih ndaw lwed gemjnoix，couh ndaej gyangqdaemq hezcih.

Gijgwn hamzmiz Dohbubaujhoz cihfanghzsonh lai dwg byandawhaij、youzdoenghgo、makgeng daengj.

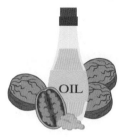

③ Cazdohfwnh

Cazdohfwnh ndaej hawj dijgangliz aenndang bienq giengz, hawj lwed bienq cax di, diuzcez gij daise lauzhaj, gyangqdaemq hezcih, yienghneix couh ndaej gaemnaenx doenghmeg gietgeng yiengh unq, sawj de nanz fatseng gyangqdaemq gij bijliz fatseng caeuq gij bijliz dai vunz sim uk hezgvanj baenzbingh, lumjbaenz baenz binghsim. Cazdohfwnh lij ndaej hawj sam cungj gij lauz miz haih haenx doekdaemq (gamyouz samcij、cungjdanjgucunz caeuq maedduh daemq cihdanbwz danjgucunz), hawj gij lauzhaj miz yungh haenx bienq lai (maeddoh sang cihdanbwz danjgucunz).

Ndaw mbawcaz miz haujlai cazdohfwnh, cazheu miz ceiq lai, danghnaeuz bouxlaux miz dungxbingh, ndaej gwn caznding, lijmiz cazfazyau.

7. Hezcih Mboujdoengz Bingzciengz Fuengzceih Miz Gijmaz Fuengfap?

1 Aeu miz gvilwd bae duenhlienh, lai guh yindung miz yangjgi

■ Moix singhgiz ceiq noix guh 3 baez yindung miz yangjgi, moix baez ceiq noix 30 faen cung, ndangrengz hozdung ndaej siuhauq daihliengh naengzliengh ndaw ndang, ndaej gyangqdaemq ndaw lwed cungj danjguzcunz caeuq gamyouz samcij hamzliengh, lij ndaej sawj maeddoh sang cihdanbwz hamzliengh bienq lai.

■ Yindung miz yangjgi: byaij loh、youzraemx、yizgyah daengj.

2 Gaiq ien gaiq laeuj

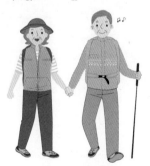

■ Nizgujdingh caeuq ciuhyouz ndaw ien rox sawj aenndang sengbaenz daihliengh swyouzgih, swyouzgih rox sienghaih gij naeng ndaw sailwed, gyanaek sim uk hezgvanj baenzbingh.

■ Yizcunz ndaw ciujcingh rox yingjyangj lauz daise, sawj hezcih bienq sang.

3 Baujciz sim'angq, doiq gij hezcih mbouj doengz bingzciengz miz bangcoh

Hableix yindung、gaiq ien gaij laeuj、baujciz sim'angq, doiq ndangcangq ndei bw.

11

Cieng Daihngeih
Gij Daegdiemj Gwn Caeuq
Yingzyangj Bouxlaux Hezyazsang

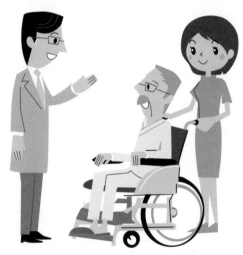

Hezyazsang dwg gij yienzaen daegbied cauhbaenz lwed doiq sailwed rengzat demlai. Seizneix youq Cungguek ndawde bouxbingh hezyazsang, bouxlaux ciemq le buenqdingz doxhwnj. Doiq bouxbingh hezyazsang daeuj gangj, gij sang daemq hezyaz couh lumj aen "biujfwncingx" ndeu, mwh hezyazsang gvaq aen gvaengh cingqciengz, gij gi'gvanh ndang'vunz yaek deng de yingjyangj. Ndigah gaemhanh hezyaz demsang doiq bouxlaux ndangcangq gig youqgaenj.

1. Gij Byauhcunj Hezyaz Sang Dwg Geijlai ?

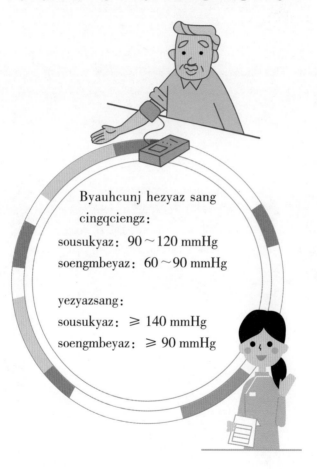

Byauhcunj hezyaz sang
cingqciengz：
sousukyaz：90～120 mmHg
soengmbeyaz：60～90 mmHg

yezyazsang：
sousukyaz：≥ 140 mmHg
soengmbeyaz：≥ 90 mmHg

2. Hezyazsang Cogeiz Miz Gijmaz Biujyienh Caeuq Haihcawq？

■ Gyaeuj in：giz in dingzlai youq laenggyaeuj，doengzseiz lijmiz dungxfan、rueg. Danghnaeuz ciengzseiz gyaeuj in，caemhcaiq gig in，doengzseiz lij siengj rueg，couh aiq dwg aen saenqhauh cienjvaq baenz hezyazsang rwix.

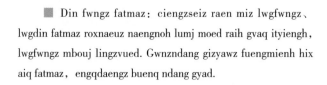

■ Daraiz rwzmaenj：bouxbingh bouxmbwk okyienh haemq lai，aiq youq mwh maeuq roengzdaeuj roxnaeuz ndwn hwnjdaeuj，lij miz rwzmaenj lienzdaemh seizgan gig raez.

■ Sim diuq heiq gaed：hezyazsang rox sawj noh sim biz lai、simdaeuz gya'gvangq、simloek dai、goengnaengz sim mbouj caezcienz，doengh gij bingh neix cungj yaek okyienh binghyiengh sim diuq heiq gaed.

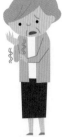

■ Din fwngz fatmaz：ciengzseiz raen miz lwgfwngz、lwgdin fatmaz roxnaeuz naengnoh lumj moed raih gvaq ityiengh，lwgfwngz mbouj lingzvued. Gwzndang gizyawz fuengmienh hix aiq fatmaz，engqdaengz buenq ndang gyad.

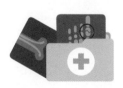

■ Ninz mbouj ndaek：biujyienh baenz nanz ninz ndaej ndaek、ndiu ndaej caeux、ninz mbouj onj、yungzheih guh loq、yungzheih doeksaek ndiu. Neix caeuq aen'uk bizciz gunghnwngz luenhlab caeuq gij gunghnwngz gag guhcawj sinzgingh mbouj swnh miz gvanhaeh.

3. Hezyazsang Geizgyang Caeuq Geizlaeng Miz Gijmaz Biujyienh Caeuq Haihcawq ?

■ Sonjhaih sailwed: hezyazsang rox gyanaek daengx ndang doenghmeg gietndongj, hawj gij gi'gvanh lwed noix、noix yangjgi、goengnaengz deng sonjhaih, lumjbaenz sim、uk、aenmak daengj. Guhbaenz doenghmeg gietgeng yiengh unq, yungzheih cauhbaenz sailwed ok lwed caeuq lwed saek guhbaenz, lij sawj doenghmeg baenz foeg dem, hezyaz baez swng doxhwnj, anefoeg hezgvanj dek bae, vunzmingh hix yung'yiemj lo.

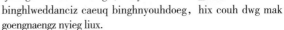

■ Sonjhaih simdaeuz: hezyaz bien sang rox sawj simdaeuz bienq naek, yungzheih baenz rongzsim bienq biz, caenh'itbouh yinxhwnj binghsimdaeuz baenz hezyazsang、binghsim、simlig nyieg liux、simlwd mbouj cingqciengz daengj.

■ Yinxhwnj gij goengnaengz mak bienq nyieg liux: ciengzgeiz hezyazsang ndaej hawj mak doenghmeg giet ndongj, sawj gij goengnaengz mak ndaej gemj— doiq, cauhbaenz nyouhhwnz、nyouh lai、ndaw nyouh miz danbwz、guenjhingz sibauh hoengz, okyienh binghlweddanciz caeuq binghnyouhdoeg, hix couh dwg mak goengnaengz nyieg liux.

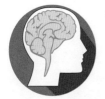

■ Sonjhaih gyaeujuk: ciengzseiz raen sonjhaih dwg uk ok lwed caeuq aen uk dai bae. Doenghmeg gyaeujuk giet ndongj, guenj ciengz doenghmeg miz bingh, ciengz guenj dem na, guenjsing gaebgeb, youq mwh sailwed gyaeujuk guenjsing gaebged roxnaeuz saekred, couh yungzheih baenz naujhezsonh.

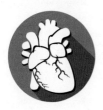

■ Yinxhwnj fwtdai: hezyazsang sawj aensim baihswix deng demgya, yinxhwnj aensim baihswix bienq biz, yungzheih cauhbaenz simlwd mbouj cingqciengz、binghsim、fwtdai. Yienghceij linzcangz gij ceiq gaenjcieng de dwg fwtdai, biujyienh baenz sawqmwh fatseng diemheiq、sim diuq dingznywngh, yisiz saet bae, caemhcaiq ciengzseiz aen cung daeuz ndeu dai bae.

4. Bouxbingh Hezyazsang Gijgwn Youqgaenj Dwg Gijmaz ?

1 Gaemhanh naengzliengh suphaeuj

Dizcang gwn gij dangz fukhab, lumj haeuxyangz、haeuxmienh、haeuxsan、haeux cabliengz daengj gijgwn co denfwnjloih, noix gwn dangzmakit、dangzmak、dangzoij daengj gijgwn dwg cungj mba aeu sanghdangz roxnaeuz danhdangz daeuj guh baenz, yungzheih yinxhwnj hezcihsang le cauhbaenz hezdangz hezyaz hix bienq sang.

2 Gaemhanh lauzhaj suphaeuj

Cauj byaek seiz genj youz doenghgo, ndawde gij yayouzsonh doiq demgya sailwed danzsingq、fuengze sailwed doxmbek、fuengze hezyazsang caemhcaiq fat miz itdingh cozyung. Ndaej lai gwn bya ndaw haij, bya ndaw haij hamz bubaujhoz cihfangzsonh ndaej gyangqdaeq danjgucunz ndaw lewd, gyaraez seizgan gij lwed siujbanj comzgiet haenx, mbouj hawj lwed saek ndaej baenz, fuengze mauhfung.

3 Habliengh gwn danbwzciz

Youhciz danbwzciz doiq demgiengz sailwed danzsingq miz bangcoh, ndaej coicaenh naz baiz ok, baenzneix ndaej gyangqdaemq hezyaz.

4 Lai gwn gijgwn hamz gyaz、gai soqliengh lai, hoeng hamz naz noix haenx

Lumj maenzdoengzlingz、lwggwz、haijdai、byaekohswnj daengj, gijgwn hamz gyaz lai, cijvaiz、gyipnyauh、byaekheu daengj gijgwn gai hamzliengh lai.

5 Gijgwn byauling sang haenx, aeu noix gwn

Byauling youq ndaw ndang baiz ok nyouhsonh, nyouhsonh sang rox sawj hezyaz mbouj cingqciengz baenz haih. Doxgaiq nyouh sang lai miz dungxsaej doenghduz、haijsenh、duh、raet caeuq gij dang hojgoh.

6 Moix ngoenz cungj wnggai baujcwng aeu gwn gij byaek caeuq mak cukgaeuq

Gwn byaekheu mbouj noix 400 g, gwn mak mbouj noix 100 g.

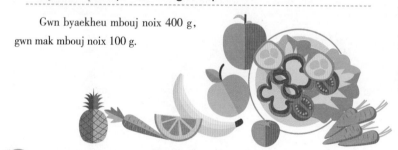

7 Gij soqliengh gwn gyu aeu hanhhaed

Gij soqliengh gwn gyu moix ngoenz gwn aeu gaemhanh youq 6 g doxroengz, 6 g soqliengh daihgaiq dwg gij liengh aen fa bingz laeujbizciuj cawz gyauhdemh bae le, aen soqliengh bingzbaiz ndeu. Gij gyu soqliengh gizneix gangj haenx, baugvat dajcawj yungh gyu caeuq gijgwn wnq hamz naz ndawde, cietbaenz gyu cungjliengh. Habdangq gemjnoix gij soqliengh gwn gyunaz, ndaej bang gyangqdaemq hezyaz gemjnoix gij raemxnaz cwklouz ndaw ndang.

17

5. Bouxbingh Hezyazsang Hab Gwn Cungj Doxgaiq Lawz ?

 Raetmoegngaex ndaem

Raetmoegngaex ndaem miz gij cozyung dingjgangq gietroj yienhda, ndaej laengzlanz danjgucunz youq bangx henz ciengz hezgoenj caemcwk caeuq comzgiet, doiq doenghmeg gietndongj miz fuengzceih cozyung haemq ndei. Aeu louzsim doengh bouxgeq siuvaq goengnaengz haemq nyieg haenx, youq mwh gwn raetmoegngaex ndaem, ceiq ndei aeu cawj cug le caiq gwn.

 Byaekginzcaiq

Byaekginzcai ndaej hoizsoeng hezyazsang yinxhwnj cungj gyaeujdot、gyaeujciengq mingzyienj.

 Duhheu

Duhheu doiq oknyouh mizleih, youq itdingh cingzdoh ndaej bang gyangqdaemq hezyaz.

 Gyoij

Gyoij dwg gijgwn hamz gyaz, ndigah ndaej bangcoh gyangq- daemq hezyaz.

 Lwggwz

Gij naeng aeuj lwggwz hamz miz veizswnghsu E、veizswnghsu P. Veizswnghsu P ndaej demgya danzsingq sailwedsaeq、gaijndei veizsinzvanz, doiq hezyazsang、doenghmeg gietndongj caeuq cungj bingh mbouj miz veizswnghsu C, cungj miz itdingh yawhfuengz cozyung. Hoeng gij cenhveiz lwggwz ndawde hamz miz daegbied doxgaiq, ndaej gyangqdaemq danjgucunz. Ndigah, lwggwz doiq boux baenz hezyazsang、boux baenz doenghmeg gietndongj daeuj gangj dwg gijgwn ceiq ndei.

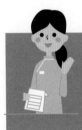

Louzsim：boux gaenq deng duenqdingh baenz hezyazsang, mbouj ndaej gag dingz yw gaij gwn doxgaiq dang yw. Gwn doxgaiq dan dangguh gij soujduenh bangbouj, gaej deng gij senhconz "gyangqyaz gijgwn" loeng bae, gaemhanh hezyaz itdingh aeu baengh yw. Boux baenz hezyazsang aeu haeujsim vahdaengq canghyw, gohyoz ywbingh.

6. Gij Cocih Fuengzre Hezyazsang Miz Gijmaz ?

1 Habdangq yindung

Habdangq yindung ndaej coicaenh aenndang sup moq baiz gaeuq, demgya naengzliengh siuhauq, doiq bouxlaux ndangcangq cibfaen miz ik. Dinghgeiz yindung ndaej gaijndei dangz daise, gyangqdaemq hezyaz. Ndigah bouxlaux ndaej byaijbyaij roxnaeuz menh buet daengj guh doenghgij yindung sup aeu yangjgi soengse, hoeng mbouj ndaej haenqrem gvaqbouh.

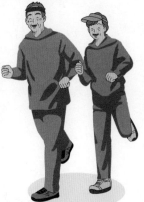

2 Gungci ndangnaek

Ndangnaek mauhgvaq caeuq biz dwg aen yinhsu cauhbaenz hezyazsang ndeu, hoeng bouxlaux ndangdaej gihnwngz doekdaemq, mbouj genyi yungh aen fuengfap gemj naengzliengh daiq hung, yienghneix doiq bouxlaux sienghaih daiq hung, cijaeu baujciz ndangcangq gwnndoet, gaemhanh ndangnaek mbouj caiq swng sang couh ndei lo.

3 Gaiq ien gaiq laeuj

Ciengzgeiz gwn laeuj caeuq gwn ien ndaej hawj hezyaz swng sang, ndigah aeu gaiq ien gaiq laeuj.

4 Gemjmbaeu rengzat cingsaenz

Gaej hawj simcingz fubfab hwnjroengz, gij cingsaenz aplig fumen haenx ndaej yinxhwnj sailwed gaenjcieng, cauhbaenz hezyaz swng sang. Ndigah aeu hag rox haenxhaed simcingz, baujciz simcingz vaiqvued, baenzneix daeuj yawhfuengz hezyaz swng sang.

5 Ninz gaeuq

Bouxlaux ninz caetliengh cungj haemq yaez, ninz cukgaeuq ndaej doiq hoizsoeng cingsaenz rengzat mizleih, diuzcez hezyaz, ndigah wnggai caenhliengh baujciz ninz gaeuq.

19

Cieng Daihsam
Gij Daegdiemj Gwn Caeuq Yingzyangj Bouxlaux Hezdangzsang

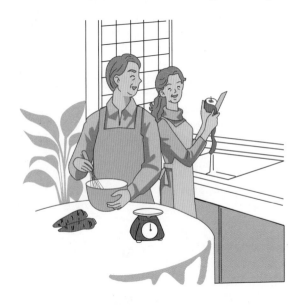

Gij dangz ndaw lwed heuhguh hezdangz, hezdangz-sang couh dwg gij dangz ndaw lwed hamzliengh sang gvaq aen gvaengh cingqciengz. Seizneix guek raeuz bouxbingh hezdangzsang miz 1.14 ik, hezdangzsang gaenq baenz ciep cungjliuz、sinhhezgvanj baenzbingh le yingjyangj vunzloih ndangcangq cungj bingh baiz daihsam.

1. Hezdangz Cingqciengzciz Dwg Geijlai ?

Gij biujyienh linzcangz hezdangzsang dwg gwn lai、nyouh lai、ndangnaek gemjmbaeu, linghvaih, linzcangz yawjduenq binghlweddangz、binghnyouhdangz sang gvaq gij cingqciengz suciz.

 Hezdangz cingqciengzciz：

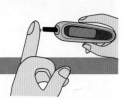

Dungxiek dwk dag yezdangz：

3.9 ~ 6.1 mmol/L

Gij hezdangz gwn doxgaiq gvaq diemj cung ndeu：

6.7 ~ 9.4 mmol/L

（Ceiq sang mbouj mauhgvaq11.1 mmol/L）

Gij hezdangz gwn doxgaiq gvaqlaeng 2 diemj cung：

3.9 ~ 7.8 mmol/L

Gij hezdangz gwn doxgaiq gvaqlaeng 3 diemj cung：

3.9 ~ 6.1 mmol/L

Gij hezdangz gwn doxgaiq gvaqlaeng, dwg daj gwn gaemz haeux（byaek）daih'it haenx suenq hwnj.

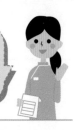

2. Hezdangz Ndang' vunz Daj Gizlawz Daeuj Ne ?

① Dangzloih siuvaq supsou

Gij dangz ndaw gijgwn ginggvaq siuvaq supsou le haeuj ndaw lwed, hezdangz ceiq cujyau daj gizneix daeuj.

② Daepdangzyenz cekgej

. Ginggvaq geizdinj iek gvaqlaeng, gij dangz ndaw daep cwkrom haenx, cekfaen baenz gij dangzmakit haeuj lwed bae.

③ Dangzfwn dauqcungz sengbaenz cozyung

Dungxiek nanz, anhgih-sonh、ganhyouz daengj gij vuzciz mbouj dwg dangz haenx youq ndaw daep habbaenz dangzmakit.

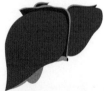

④ Gizyawz danhdangz cienjvaq

3. Hezdangz Ndang'vunz Yaek Haeuj Gizlawz Bae ?

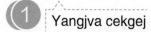

Yangjva cekgej

Dangzmakit youq cujciz sibauh ndawde doenggvaq yangjva miz yangjgi caeuq gyaugaij mbouj miz yangjgi canjseng ATP, vih sibauh daise gunghawj naengzliengh, neix dwg cujyau diuzroen dangz byaij.

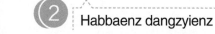

Habbaenz dangzyienz

Gwn haeux le, daep caeuq noh daengj cujciz dawz dangzmakit habbaenz dangzyenz cwkrom.

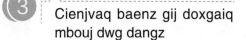

Cienjvaq baenz gij doxgaiq mbouj dwg dangz

Cienjvaq baenz ganhyouz、cihfangzsonh aeu daeuj habbaenz lauz, cienjvaq baenz anhgihsonh daeuj habbaenz danbwzciz.

Cienjbienq baenz gizyawz dangz roxnaeuz dangzyenj swnghvuz

Lumjbaenz hwzdangz、duetyangj hwzdangz、anhgihdohdangz daengj.

Baiz ok rog ndang

Noengzdoh hezdangz youq mwh sang gvaq gij dijciz makdangz（8.9～9.9 mmol/L roxnaeuz 160～180 mg/dL）, ndaej riengz nyouh baiz ok mbangj.

4. Dangzniubing Faen Ok Geijlai Cungj Loihhingz？

　　Gij dangzfwn supsou，cawz gaeuq ndang'vunz aeuyungh le，gij dangz laiyawz de aenvih mbouj miz yizdaujsu cukgaeuq haenx iemqok，cix cienjvaq baenz nohdangzyenz roxnaeuz daepdangzyenz cwkrom hwnjdaeuj，roxnaeuz aenvih yizdaujsu iemqok doilaeng，cauxbaenz haujlai hezdangz deng fouz youq ndaw lwed，gij dijciz mauhgvaq makdangz couh yaek daj ndaw nyouh baiz okdaeuj，okyienh nyouhdangz yangzsing. Gij mingzcwngh "dangzniubing"，hix vih neix daeuj.

Dangzniubing faen guh 1 hingz caeuq 2 hingz

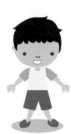

　　Dangzniubing 1 hingz dwg cungj bingh gag baenz bingh bonjfaenh ndeu，dingzlai fatseng youq bouxcoz，aenvih yizdaujsu iemqok noix，baengh gij yizdaujsu daj diegrog daeuj dembouj ndaej hawj mingh vunz.

　　Dangzniubing 2 hingz dwg cungj bingh vunzhung baenz bingh，couh dwg gij dangzniubing loihhingz raeuz ceiq ciengzseiz gangj de.

Bouxbingh dangzniubing 2 hingz ciemqmiz bouxbingh dangzniubing 90% doxhwnj.

　　Dangzniubing 2 hingz lai youq 35 bi le fat bingh，bouxbingh gij naengzlig canjseng yizdaujsu yienznaeuz mbouj cienzbouh saet caez，hoeng gij cozyung caeuq yaugoj yizdaujsu doekdaemq gig lai.

5. Hezdangzsang Miz Gijmaz Haihcawq ?

 Doiq sailwed miz haih

Dangq gij meglwed daengx ndang cimq youq ndaw raemxdangz, lumj iep noh ityiengh, dangz rox sup gij raemx sibauh gwn sailwed okdaeuj, hawj sailwed gyenggyaengj、bienq byoiq.

 Doiq menjyiz hidungj miz haih

Hezdangzsang yinxhwnj daise goengnaengz luenhnyab, rox sawj gij naengzlig gaj siginh caeuq gij naengzlig gyan gwn bwzsibau doekdaemq, yinxhwnj menjyiz goengnaengz doekdaemq.

 Doiq lwgda miz haih

Sailwed bwnsaeq sivangjmoz youq laj daej ndaw da, aiq hwnj aenfoeg sailwed saeq, cuxbaenz congh da ok lwed、iemq ok, yiengh youqgaenj haenx sivangjmoz rox bok roengz, cauxbaenz damengz.

 Doiq sinzgingh hidungj miz haih

Hezdangz swng sang hawj gij dangz ndaw sinzgingh sibauh doxgyaux hwnjdaeuj, doengzseiz sinzvanz hidungj gazngaih youh sawj sinzgingh sibauh mbouj ndaej daengz gij boujyangj cukgaeuq, cauhbaenz sinzgingh sibauh yingzyangj mbouj ndei, baenzneix couh yinxfat byai sinzginghyenz caeuq sinzgingh goengnaengz gag ak luenhnyab.

 Doiq hezcih miz haih

Sawj lauzhaj faenhai gyavaiq, cauxbaenz hezcih sang, sailwed rox aeu 3% daengz 4% suzdu de baenz saek.

 Doiq daise hidungj miz haih

Ndawndang bouxbingh gij dangz dauqcungz cauhbaenz hoengh, danbwzciz cekfaen caeuq vuenhdaih lawhmoq, ciengzseiz yienh ok dan-yenzsu mbouj bingzyaenx.

 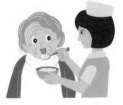

 Doiq aen mak miz haih

Mak baenz makgiuziq bienq ndongj、bakcijmak vaih dai, mwh youqgaenj de cauhbaenz mak nyiegcied, daengjdaengj.

6. Bouxbingh Hezyazsang Gijgwn Ngoenznaengz Aeu Haeujsim Fuengmienh Lawz ?

 Sam yiengh mizik

① Haeuxcab miz ik：

Lumj mienh meggak、mbawmeg'enq daengj，cujyau miz veizswnghsu B、lai cungj veizlieng yenzsu caeuq gijgwn senhveiz. Gij cujyau gwn dangz daemq、mba daemq miz ik.

② Duh caeuq gijgwn aeu duh guhbaenz de miz ik：

Gijgwn duh hamz danbwzciz caeuq gijgwn senhveiz，diuzcez hezdangz caeuq hezcih vuenhfat miz ik.

③ Lwghaemz namzgva miz ik：

Loih gva neix hamz gij vuzciz doiq diuzcez hezdangz mizleih，gwn de miz ndeicawq.

 Sam cungj mbouj ik

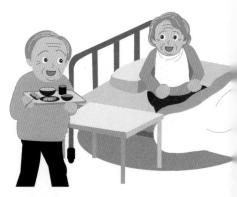

① Dangz lai mbouj ik：

Dangzmakit、dangzoij、mba mienz daengj，gij dangz lai neix aeu gamhanh.

② Danjgucunz sang mbouj ik：

Danjgucunz、baujhoz cihfanghzsonh yaek dem lai hezcih，yingjyangj hezdangz daise.

③ Ciujcingh mbouj ik：

Ciujcinghlaeuj yaek yingjyangj hezdangz fubfab，ndigah wnggai gaemhanh gwnlaeuj roxnaeuz gaiq laeuj.

7. Bouxbingh Hezdangzsang Baenzlawz Baujciz Gohyoz Yingzyangj Genjaeu ?

1 Genj danbwzciz ndei

Cij、gyaeq、bya、nyauh dwg danbwzciz ndei, hoeng sien genj gij danbwzciz doenghgo gonq. Lumjbaenz duhhenj faenliz danbwz daengj. Bouxlaux aen daep goengnaengz mbouj ndei, aeu ciuq vahdaengq canghyw daeuj gwn daeuj yungh.

2 Hanh gwn lauzhaj

Dizcang lai gwn gij doxgaiq hamz miz mbouj baujhoz lauzsonh, lumj lauzhaj doenghgo daengj. Gaemhanh soqliengh supsou hamz baujhoz lauzsonh, lumj lauzhaj doenghduz daengj.

3 Yungh ndei dansuij vahozvuz

Dansuij vahozvuz wnggai ciemq moix ngoenz gij cungj naengzliengh haenx 55%～65%.

4 Gijgwn gaemhanh ndei GI

Gij ceijsoq sengbaenz hezdangz（GI）dwg aen cijbyauh mizyauq ndeu, neix couhdwg dagrau gijgwn dansuij vahozvuz yinxhwnj ndang'vunz gwn donq le gij hezdangz fanjying, de daibyauj gij saedsaeh gyaciz gijgwn swnghlijyoz canhsu youq ndaw ndang'vunz siuvaq supsou, dwg baihnaj aen yingzyangj cijbyauh dagrau gijgwn bingzdaengh caeuq diuzgung dangzniubing ceiq ciengz yungh. Bingzciengz lai gwn gijgwn GI daemq, habliengh gwn gijgwn GI cungdoh, mienx gwn gijgwn GI sang.

5 Bouj gaeuq gijgwn senhveiz

Gijgwn senhveiz ndaej gemjnoix dansuij vahozvuz supsou, doiq hezdangz miz diuzgung cozyung. Gijgwn senhveiz rox yungzva ndaej hawj vunz okhaex liengh lai caeuq baezsoq lai, yawhfuengz baenz haexgaz caeuq saejgyoenj baezfoeg, gijgwn senhveiz mbouj ndaej yungzva haenx ndaej gaemhanh hezdangz caemhcaiq gyangqdaemq danjgucunz ndaw lwed. Hoeng gijgwn senhveiz cungjliengh mbouj ndaej daiq lai, moix ngoenz gwn daihgaiq 20～35 g couh ndaej lo, mienxndaej yingjyangj supsou veizlieng yenzsu.

6 Bouj gaeuq doenghgo yingzyangjsu

Cazvangzsu: ndaej caeuq danjgucunz ndaw saej dox giethab, gemjnoix ndang'vunz supsou gij danjgucunz ndaw gijgwn, youq ndaw caznding hamzliengh fungfouq.

Yezvangzsu: doiq hezdangzsang yinxbaenz sivangjmoz binghbienq miz itdingh bangbouj ywbingh cozyung, youq ndaw lwgmak caeuq byaekheu saekheu miz hamzliengh lai.

Suenqsu: miz gij cozyung diuzboiq hezdangz, youq ndaw gyaeujho hamzliengh fungfouq.

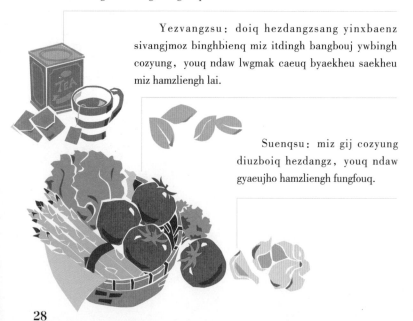

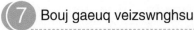

7 Bouj gaeuq veizswnghsu

Bouxbingh dangzniubing aenvih gwnndoet gaemhanh miz dwzsuhsing caeuq daise mbouj doengz bingzciengz. Ndaw ndang de veizswnghsu B、 veizswnghsu C caeuq veizswnghsu E gig noix, genyi lai gwn gij lwgmak caeuq byaek hamz GI daemq haenx. Yaek muenxcuk aen ndangdaej aeuyungh gij veizswnghsu.

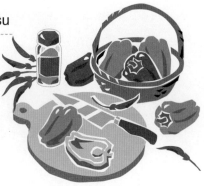

8 Bouj gaeuq gvang' vuzci

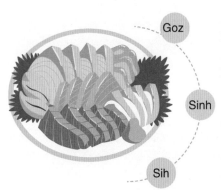

Goz: ndaej coicaenh yizdaujsu iemqok, doiq hezdangz daise miz itdingh bangcoh, cujyau daj ndaw haeuxgwn、 noh、 suijcanj loih、 gijgwn aeu raemxcij cauhbaenz loih、 mak ndongj daengj doxdaeuj.

Sinh: ndaej onjdingh hez-dangz, cujyau daj cungj canjbinj gyapbangx ndaw haij、 aendaep doenghduz、 nohcing、 mak ndongj daengj doxdaeuj.

Sih: ndaej gaijndei lawhvuenh hezdangz, cujyau daj gij canjbinj ndaw haij、 aendaep doenghduz、 nohcing、 gijgwn cij daengj doxdaeuj.

29

8. Hezdangzsang Ngoenznaengz Baujgen Aeu Haeujsim Gijmaz ?

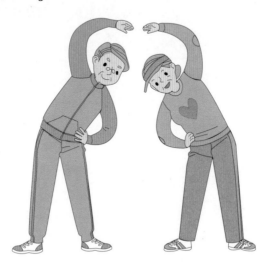

1 Gohyoz Yindung

Aen yindung habdangq ndaej gyavaiq aenndang gaeuq moq doxlawh, coicaenh ndangdaej siuhauq hezdangz. Bouxgeq habdangq yindung doiq gyangqdaemq hezdangz miz coicaenh cozyung, genj aeu gij yindung soengse, lumjbaenz byaijloh、daigizgienz、menh buet daengj gij yindung demlai supheiq.

2 Ciuq hengz vahdaengq canghyw

Hableix caemhcaiq genhciz sawjyungh yw gyangq dangz, gaej laepda luenh dingz yw, mboujne yaek yinxhwnj hezdangz swng sang.

Cieng Daihseiq
Daegdiemj Gwn Caeuq Yingzyangj
Bouxlaux Niusonhsang

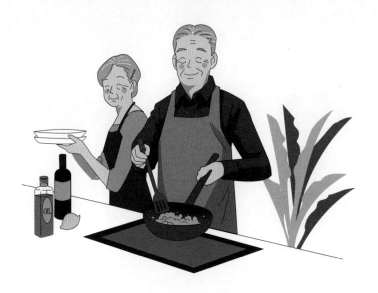

Niusonhsang youh heuh guh "dungfungh", dwg cungj doxgaiq ndang'vunz heuhguh byauling ndeu, aenvih lawhvuenh fatseng luenhlablab, sawj niusonh ndaw lwed demlai cix yinxhwnj yiengh bingh dingjlawh de.

1. Niusonhsang Daj Gizlawz Daeuj Ne ?

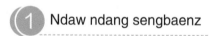 Ndaw ndang sengbaenz

Sibauh geq deng faen okdaeuj seiz, gij hwzsonh ndaw sibauh, hix mbouj ndaej mienx. Hwzsonh cekfaen le couh ndaej ok byauling, byauling ginggvaq aendaep lawhdaih, couh baenz gij niusonh daj goek ndang cauhbaenz.

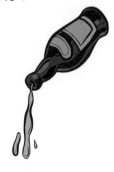

 Daj gijgwn daeuj

Gijgwn hamzmiz byauling vahozvuz、hwzsonh caeuq hwzdanbwz daengj doxgaiq, gyoengqde ginggvaq siuvaq supsou, hix dwg gij yenzcaizliu niusonh giet baenz, youq mbangj meiz cozyung, couh baenz niusonh vaiyenzsing.

Gij niusonh boux vunz ndangcangq caeuq baiz ok de ca mbouj geijlai

Gij niusonh ndaw ndang vunzhung daih'iek miz 1200 mg.
Gij niusonh liengh moix ngoenz seng baenz haenx miz 750 mg, baizokliengh miz 500 ~ 1000 mg.

Danghnaeuz cungj doxdaengh neix deng dwkbyoengq, ndangdaej couh yaek rag aen "gingjbau" niusonh hwnj sang.

2. Niusonhsang Miz Gijmaz Haihcawq ?

 Cauhbaenz niusonhyenz gietsig

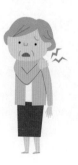

Gij noengzdoh niusonh ndaw lwed swng sang seiz, roxnaeuz gij sonhgenjdu vanzging ndaw ndang fatseng bienqvaq seiz, gij niusonh gvaqbouh couh giet ok baenz niusonhyenz gietsig. Doengh gij gietsig neix caem youq gvanciet caeuq gak cungj cujciz unq, gojnwngz doiq doengh gij cujciz neix cauhbaenz sonjhaih.

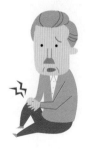

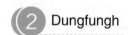 Dungfungh

Youq mwh gij gietsig bengx youq gvanciet unq miz caengz ndokunq biujmienh haenx, gij bwzsibauh yaek dawz de dangguh "vunzdig" doiqdaih, cuengq ok lai cungj meiz, daengzlaeng cauhbaenz gij ndokunq yungzgaij caeuq gij cujciz seiqhenz ndokunq deng sieng, baenz gij gvanhcezyenz dungfungh.

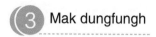 Mak dungfungh

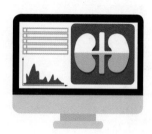

Gij gietsig niusonh bengx youq ndaw mak, rox baez di baez disonjhaih aenmak.

3. Niusonhsang Gak Aen Seizduenh Linzcangz Miz Gijmaz Biujyienh ?

Gaihdon daih'it:

Geiz niusonh ndaw lwed sang, bouxbingh cawz ok niusonh ndaw lwed swng sang le, mbouj raen miz yiengh bingh lawz in.

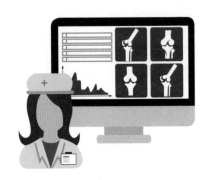

Gaihdon daihngeih:

Geiz caeux dungfungh, niusonh ndaw lwed swng sang laebdaeb, cauhbaenz gij gvanhcezyenz dungfungh.

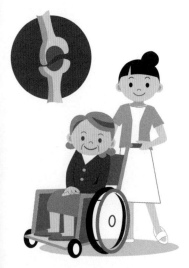

Gaihdon daihsam:

Geiz cungqgyang dungfungh, dungfungh ngamq baenz, cijmiz aen gvanhcez ndeu in, gvaqlaeng lwgfwngz、lwgdin、gengoenh、dabaeu、gyaeujhoq daengj gvanhcez gwnz ndang hix rox in, sawj gij cujciz unq caeuq goetndok seiqhenz, hix mbouj doengz cingzdoh deng buqvaih, yinxdaeuj gazngaih goengnaengz. Youq mwh gij gietsig niusonh itcig caem roengzbae, baez di cauhbaenz gij giethoh dungfungh lumj ringiet seiz, couhndaej "hoenxciemq" dungxdaep ndang'vunz.

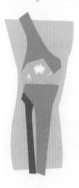

Gaihdon daihseiq：

Geiz laeng dungfungh, gij hohndok bouxbingh utngaeu bienqyiengh ngoenz naek gvaq ngoenz, giethoh dungfungh youq gwnz ndang giz raen demlai, yied bienq yied hung, yungzheih byoengq boed gij gietsig niusonhyenz saek hau. Gij goengnaengz gaz hoh ciengzlwenx mbouj cingqciengz cauhbaenz haenx, yingjyangj bingzciengz yozsiz、gunghcoz caeuq swnghhoz, hawj bouxbingh sim'in raixcaix.

Cawz neix le, gij gietsig niusonhyenz lij yaek mboujduenh caemroengz ndaw mak bae, guhbaenz makgietrin.

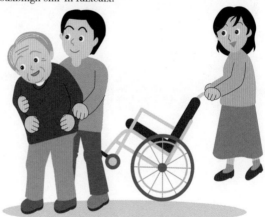

Linzcangz okyienh foeg-raemx、nyouh noix、danbwz-nyouh、gyanghaemh nyouh bienq lai、hezyaz sang、lwed noix daengj yienhsiengq.

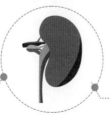

Yinxnaeuz aen-mak goengnaengz sonjhaih cugbouh demnaek.

Binghcingz caiq fazcanj roengzbae, vanzlij yaek miz ok gij goengnaengz aenmak mbouj yungzheih nyigcienj cix bienq nyieg liux, caiq haih daengz sengmingh dem.

4. Gyoengqvunz Niusonhsang Gijgwn Daegdiemj Dwg Gijmaz ?

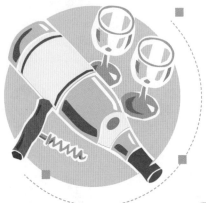

1 Mbouj gwn laeuj

Lanh laeuj dwg aen yinhsu ceiq youqgaenj coi sawj dungfungh fat bingh, danghnaeuz mbouj miz banhfap baexmienx, ndaej ciuq gij yenzcwz habliengh laeujlimz、siuj laeujbieg、yiemzgimq laeujbizciuj.

3 Noix gwn haijsenh

Haijsenh dwg byauling sang, hix aeu noix gwn.

2 Mbouj gwn

Doenghduz dungxsaej byauling sang, ndaej sawj ndaw ndang niusonh demsang, ndigah gaej gwn dungxsaej doenghduz.

4 Lai gwn raemx

Lai gwn raemx ndaej coicaenh aenndang huqfeiq baiz ok, doiq baizcawz niusonh mizleih, moix ngoenz baujcwng 2500~3000 ml, mizleih hoizsoeng cungj yienhsiengq niusonh sang.

5 Mbouj gwn dang noengz (dang noh、dang haijsenh、raemxdang hojgoh)

Byauling dwg raemxyungzsing doxgaiq, raemxdang aeuq dumq seizgan raez, ndaw dang byaulingz itbuen haemq lai, ndigah mbouj ndaej gwn dang noengz.

5. Gij Byauling Hamzliengh Gak Cungj Gijgwn Dwg Baenzlawz Ne ?

1 Loih daih'it: byauling hamzliengh haemq noix, moix 100 g hamzliengh noix gvaq 50 mg

■ Loih haeux、loih maenz:

Haeuxsan、mbahaeux、haeux-fiengj、haeuxcid、meggangj、haeuxmienh、meggak、mbamienh、mienhdiuz、menbauh、mandouz、mienhbenq、majlingzsuz daengj.

■ Loihcij caeuq gij doxgaiq aeu de cauhguh:

Cijvaiz、faenjcij、naijloz、cijsonh、lienhcij daengj.

■ Loij byak:

Byaekhau、byaekgienjsim、byaekgat、byaekginzcai、mbaw byaekheu、byaek byouq、byaekgaiqlanz、byaekdoengzhau、byaekgyep、lwgbieng、lwghaemz、lwgfaeg、namzgva daengj.

■ Mak ndongj caeuq gizyawz:

Haijsinh、naenghaijcwz、haijcau、makcaujnding、makitguh、raetfaex、dangzrwi、cehgva、gingqyinz、maklaeq、cehngaeux、duhdoem daengj.

■ Loij mak:

Makdoengj、makgam、makbingzgoj、makleiz、makdauz、sihgvah、hahmizgvah、gyoijhom daengj.

■ Loij noh、gyaeq:

Lwedmou、naengmou、gyaeqgaeq、gyaeqbit.

2 Loih daih ngeih: byauling hamzliengh cungdaengj, moix 100 g hamz miz 50 ~ 150 mg.

■ Loih suijcanj:

Byafaen、byaleix、byarum、gungqlungz、gungqlungzyah、duzbaeu daengj.

■ Loih noh:

Nohmou、nohvaiz、nohyiengz、nohgaeq、nohdouq、nohbit、nohhanq daengj.

■ Loih duh caeuq gij doxgaiq yungh de cauhguh:

Duhheu、duhlimz、duhva、duhvanhdou、duhbyaek、daeuhfouhhawq、daeuhfouh daengj.

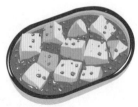

③ Loih daihsam: byauling hamzliengh haemq sang, moix 100 g hamz miz 150～1000 mg

■ Loih noh:

Daep mou、daep vaiz、mak vaiz、saej iq、raemx noh noengz、dang gaeq noengz、dang noh daengj.

■ Gizyawz:

Dang hojgoh、faenjndoceh、gak cungj laeuj caeuq di doxgaiq diuzfeih、lumj baenz raetcing、gaeqcing daengj.

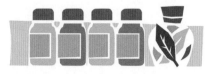

■ Loih suijcanj:

Byabwzdai、byabegcaek、byasahdingh、byalienz、byajfeih、byavanx、bya'iqndangj、gyapbangx、mauli、gyaphahli daengj.

Geiz fat dungfungh gaenjgip, gwnndoet wngdang cujyau dwg loih daih'it gwnzneix gangj, loih daihngeih caeuq loih daihsam gimq gwn. Seiz dienheiq sang nyouh lai, gwnndoet cujyau dwg vih loih daih'it, loih daihngeih hanh liengh, baexmienx loih daihsam. Danghnaeuz ciengzgeiz youq seiz dungfungh dingzyiet, caemhcaiq lwed nyouh hix ndaej daengz gig ndei gaemhanh, yienghneix gwnndoet hanhhaed ndaej caenh'itbouh cuengqsoeng, cujyau dwg loih daih'it, loih daihngeih hanhliengh, loih daihsam noix gwn.

6. Gyoengqvunz Niusonhsang Aeu Bouj Gij Yingzyangjsu Lawz ?

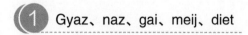

1 Gyaz、naz、gai、meij、diet

5 Cungj yenzsu neix haeuj ndang'vunz le

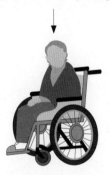

Ginggvaq dingjlawh yiengh genjsing

Genjsing ndaej cunghhoz gij sonhsing niusonh, ndigah lai gwn gijgwn genjsing ndaej bang gyangqdaemq niusonh

Gijgwn hamz gyaz、naz、gai、meij daengj gvang'vuzciz haemq lai haenx, lumj byaekheu、lwgmak、cij、duh caeuq cungjloih siginh daengj. Louzsim, byaekbohcai caeuq cungjloih siginh aenvih byauling hamzliengh haemq sang, mbouj hab bouxbingh dungfungh haenx gwn, cawz gij byaek neix le, gij byaek wnq cungj ndaej bang bouxbingh dungfungh baiz niusonh bae.

39

2 Veizswnghsu C caeuq B cuz veizswnghsu

veizswngh- su C B cuz veiz- swnghsu

Ndaej coicaenh lwed lae baedauq, sawj gij niusonh ndaw cujciz caemcwk haenx ndei bae hawj niusonh yungzgaij baiz ok.

baiz ok   **mizloih niusonh**   yungzgaij

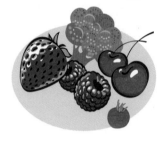

Gij doxgaiq miz B cuz veizswnghsu lai haenx miz haeuxiq、benqmeg、cienzmeg、haeuxyangz daengj.

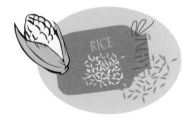

Gij doxgaiq hamz miz veizswnghsu C miz makmizhouzdauz、mak- yinghdauz、makdumh、makcauj daengj.

3 Yezsonh

Yezsonh caemh ndaej gyangqdaemq gij niusonh ndaw lwed, doengh gijgwn hamz miz yezsonh lai haenx dwg gij byaek saekheu. Aenvih gij yezsonh sengcingz doxdoiq supsou leihyungh bijliz daiq daemq, ndigah genj yungh yezsonh habbaenz engqgya hab bouxbingh niusonh sang.

7. Gyoengqvunz Niusonhsang Ngoenznaengz Hohleix Aeu Haeujsim Gijmaz ?

Habdangq yindung

Yindung doiq ndangdaej miz bangcoh, doiq gyangqdaemq niusonh miz bangcoh. Hoeng bouxlaux hab genj aeu gij menh byaijloh、daigizgienz、menhbuet daengj yindung miz yangjgi. Mwh fat dungfungh seiz mbouj hab yindung, mienxndaej gya'naek binghcingz.

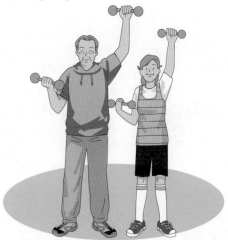

② Baujciz simcingz vaiqvued, aeu ninz gaeuq, gaej ngauzhwnz

Gaenjcieng roxnaeuz ninz mbouj gaeuq yaek yinxhwnj sailwed gaenjcieng demlai, mbouj ik gij uqlah ndaw ndang baiz ok, couh rox yinxhwnj roxnaeuz gyanaek niusonh sang.

Cieng Daihhaj
Daegdiemj Gijgwn Caeuq Yingzyangj Bouxlaux Binghsimdaeuz

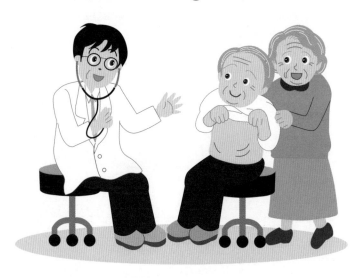

Binghsimdaeuz dwg loih sinzvanz hidungj haemq ciengzseiz raen ndeu. Sinzvanz hidungj youz simdaeuz、 sailwed caeuq gij sinzgingh caeuq cujciz dijyiz diuzcez lwed sinzvanz de gapbaenz, sinzvanz hidungj bingh hix heuhguh binghsim sailwed, baudaengz gij bingh sojmiz cujciz gi'gvanh gwnzneix gangj, youq ndaw bingh neigoh, dwg cungj bingh ciengz raen ndeu.

1. Yenzyinh Caeuq Linzcangz Binghsimdaeuz Biujyienh Miz Yienghlawz ?

Goengnaengz bouxlaux moq gaeuq doxlawh doekroengz, aenndang gag cungj gi'gvanh cugbouh bienq nyieg, doengzseiz hidungj sinzvanz hix aenvih lwed niugwd lai caeuq sailwed danzsingq doekdaemq caeuq hawj de bienq laux bae, yingjyangj daengz gunghhawj、baiz ok、vuenhmoq caeuq sinzvanz ndaw sim, yungzheih baenz gak cungj binghsimdaeuz, ndawde gvansinhbing dwg gij bingh ndaw binghsimdaeuz gyoengq bouxgeq ciengz raen ndeu.

Linzcangz biujyienh binghsimdaeuz：

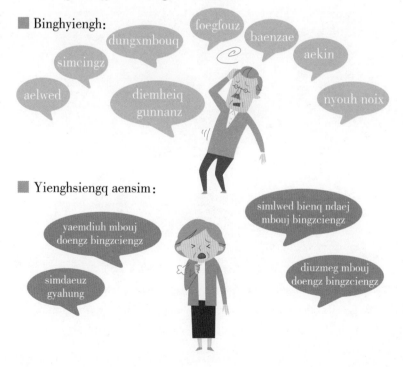

Binghyiengh：
foegfouz
baenzae
dungxmbouq
simcingz
aekin
aelwed
diemheiq gunnanz
nyouh noix

Yienghsiengq aensim：
yaemdiuh mbouj doengz bingzciengz
simlwed bienq ndaej mbouj bingzciengz
simdaeuz gyahung
diuzmeg mbouj doengz bingzciengz

2. Gijmaz Dwg Gvansinhbing？De Miz Gijmaz Sienghaih？

Cungj binghsimdaeuz mauhyiengh doenghmeg gietndongj baenz yiengh unq dwg youz mauhyiengh doenghmeg sailwed fatseng doenghmeg gietndongj yienghsouh binghbienq cix yinxbaenz sailwed gaeb roxnaeuz saek congh, cauhbaenz bingh simnoh noix lwed、giepnoix yangjgi roxnaeuz vaih dai cix yinxbaenz binghsimdaeuz, ciengzseiz deng heuhguh "gvansinhbing".

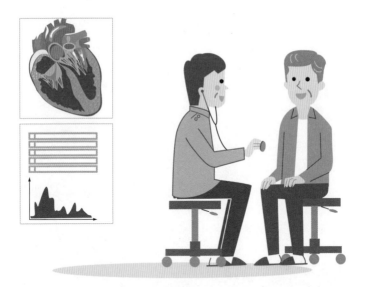

Gvansinhbing rox hawj simnoh noix lwed（gvansinhbing ndojmuenz）、sim gaz hoz in、aen sim gaz daengz dai、lwednoix rengz nyieg liux（gij binghsimdaeuz noix lwed）caeuq fwtdai daengj hougoj yiemzcungh.

3. Boux Binghsimdaeuz Gijgwn Aeu Haeujsim Gijmaz ?

 Gaemhanh gij soqliengh gwn gyu

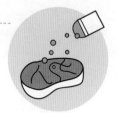

Bouxbingh simdaeuz baenz gvansinhbing daengj, genyi moix ngoenz gwn gyu aen soqliengh gaemhanh youq 3 g doxroengz.

 Gaemhanh gij soqliengh lauzhaj

Gij soqliengh moix ngoenz lauzhaj aeu daeujgwn, wngdang noix gvaq gij lienghndat cienzbouh gwn haeuj de 20%, cujyau dwg youzdoenghgo.Ndawde danjgucunz soqliengh yaek noix gvaq 200 mg.

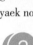 Gaemhanh dansuij vahozvuz

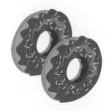

Gij soqliengh dansuij vahozvuz moix ngoenz ndaej haenx ciemq cienzbouh lienghndat 60% daengz 65%, itbuen genjyungh fukcab dansuij vahozvuz, lumjbaenz haeuxco daengj, noix gwn haeux gyaeu miemh ndei, hanhhaed gijgwn dandangz caeuq songdangz hamzliengh sang haenx, lumjbaenz diemjsim、binghgizlingz、gyaujgwzliz、dangzrwi daengj.

 Gaemhanh gij soqliengh danbwzciz

Gij cungjliengh danbwzciz suphaeuj ciemq moix ngoenz gij lienghndat gwn haenx 15% daengz 20%, caemhcaiq aeu doenghgo danbwz guh cawj. Gij doxgaiq aeu duh guhbaenz ndawde hamz miz cizvuz danjgucunz, ndaej doenggvaq gingcwngh bae hanhhaed gij doxgaiq ndaw gijgwn ndaej supsou, gemjnoix fatseng gij binghsimdaeuz.

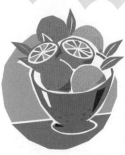

5 Byaek caeuq mak cukgaeuq

Baujcwng gij suphaeuj liengh moix ngoenz gwn byaek、mak miz 400～500 g. Ndaw byaek caeuq lwgmak hamz miz veizswnghsu、gvang'vuzciz、gijgwn senhveiz, ndaej bangcoh veizciz hezyaz onjdingh, baujciz simdaeuz ndangcangq.

6 Geih daihliengh gwn caz noengz caeuq gahfeih

Ndaw caz caeuq gahfeih hamz miz daihliengh gahfeihyinh, danghnaeuz gwn daiq lai, rox gwn gij gahfeih yaek ndoet lai gvaqbouh haenx, sawj sim'angq lai gvaqbouh, simdiuq ndaej gyavaiq, demgya diuzrap simdaeuz, doiq simdaeuz gengangh mbouj leih.

7 Donqcaeuz aeu hanh liengh

Gwn caeuz aeu yaek gwn cingdamh caeuq yungzheih siuvaq, yezlieng mbouj mauhgvaq ngoenz ndeu daengx suphaeuj lienghndat 30%. Aenvih gwn caeuz gij lienghndat de yaek yinxhwnj danjgucunz ndaw lwed gyalai, coisawj cihdanbwzmaeddoh daemq caeuq cihdanbwzmaeddoh gig daemq hoengh caeuq demlai, cauhbaenz danjgucunz lwyawz yinh daengz doenghmeg doi dwk, gyanaek gij binghsim sailwed.

8 Gaemhanh gij soqliengh gwnlaeuj

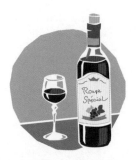

Bingh simdaeuz onjdingh seizgeiz, danghnaeuz gwn laeuj, wnggai genj laeujmakit, gimqraeg gij laeujhau、bizciuj. Youq ndaw laeujmakit miz lai doxgaiq dohfwnh, doiq sailwed ndangcangq miz ndeicawq gig daih, moix ngoenz gwn laeujmakit liengh 100 ml baedauq doiq simdaeuz gengangh miz ik.

4. Boux Binghsimdaeuz Aeu Haeujsim Bouj Gijmaz Yingzyangjsu ?

Dohbubaujhoz cihfangzsonh（ω–3 cihfangzsonh）

Lai gwn bya ndaw haij laeg dwg cungj fuengfap ndei baujhoh simdaeuz. Bya ndaw haij laeg ndawde hamz miz gij cihfangzsonh gig lai, ndaej coicaenh youzlauz faengaij caeuq daise, gemjnoix hezcih youq ndaw sailwed, fuengz sailwed sim saek, baujhoh simdaeuz gengangh.

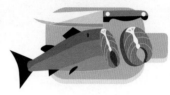

B cuz veizswnghsu

B cuz veizswnghsu ndaej coicaenh gijgwn youq ndaw ndang cienjvaq caeuq supsou, gyavaiq aenndang sup haeuj caeuq moq gaeuq doxlawh, baujciz sailwed sim gengangh. Haeux cabliengz daengj haeuxco ndawde hamz miz veizswnghsu B.

Danbwzciz loih duh

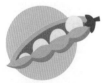

Loih duh mboujdan hamz miz gijgwn senhveiz doenghgo gig lai, doengzseiz lij hamz miz cizvuz danbwz lai dem. Danbwzciz doenghgo hamz miz danjgucunz doenghgo, ndaej gingcwnghbae naenxroengz ndang'vunz doiq danjgucunz gij doxgaiq gwn haeuj lai, doiq sim sailwed ndangcangq miz leih.

Veizswnghsu C

Veizswnghsu C dwg gyagiengz gangyangjvaci, ndaej cingcawz gij swyouz giekdaej ndaw ndang, gemjnoix swyouz giekdaej doiq sailwed caeuq simsingq sibauh sienghaih, baujhoh simdaeuz gengangh. Gij doxgaiq hamz miz veizswnghsu C gig lai haenx, miz makmizhouzdauz、makyinghdauz、makdumh caeuq gak loih byaek singjsien daengj.

5 Veizswnghsu E

Veizswnghsu E miz gij dingjgang yangjvasing gig giengz de, caemhcaiq ndaej hanhhaed hezsiujbanj comzgiet, yawhfuengz cauxbaenz lwedsaek dwg, baenzneix ndaej hawj sailwed aen'uk ndaej gengangh mizleih. Gijgwn hamz miz veizswnghsu E hamz miz ngazmienh、cehgveizva caeuq mak geng daengj.

Linghvaih, meg'enq hamz miz daihliengh gijgwn senhveiz, gij senhveiz gojyungzsing ndaw gijgwn senhveiz ndaej daihliengh supsou danjgucunz ndaw ndang bouxvunz, caemhcaiq yaek baiz ok rog ndang bae, daj neix gyangqdaemq gij hamzliengh danjgucunz ndaw lwed. Doengzseiz, gij senhveiz gojyungzsing ndaej aendungx baiz hoengq haemq menh, rox imq nanz, gamhanh ngah gwn doxgaiq, gij senhveiz mbouj ndaej yungz haenx caiq ndaej yawhfuengz haexgaz. Yenmwz hamz miz B cuz veizswnghsu caeuq sinh, gyoengqde doiq dangz caeuq youzlauz daise miz diuzcez cozyung, doiq bouxlaux ndangcangq gig miz leih.

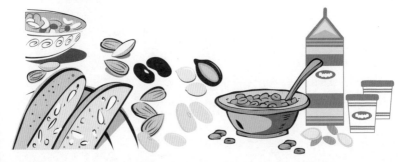

Cieng Daihroek
Gij Gwnndoet Caeuq
Yingzyangj Daegdiemj Bouxlaux
Baenz Binghdungx

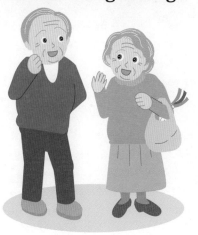

Dungx dwg gij gi'gvanh ndang'vunz, binghdungx dwg gij bingh ciengz raen caeuq lai fat, gij vunzsoq fat binghdungx ciemq cienzbouh yinzgouj 20% baedauq. Nienzgeij yied laux, fatbingh beijlwd yied sang, daegbied dwg youq ndaw bouxlaux 50 bi doxhwnj haenx engq raen lai, bouxsai sang gvaq mehmbwk. Danghnaeuz mbouj ndaej gibseiz yw, ciengzgeiz fanfoek baenz bingh, gig yungzheih cienjvaq baenz bingh'aiz. Dungxin miz veiyenz、veibiuxnaeuh、cibngeih cijcangz biuxnaeuh daengj, cungj youqgaenj lai lumj baenz dungxaiz daengj.

1. Binghdungx Linzcangz Biujyienh Miz Gijmaz ?

1 Fanj soemj ndat dungx

Neix dwg boux baenz binghdungx gij bingh ceiq ciengz raen ndeu.

2 Bakhaemz

Neix dwg youz veiyenz raemxmbei lae byonj cauhbaenz.

3 Aeknyap

Daegdiemj dwg heiq mbouj swnh、comz youq dungx aek, boux singqheiq gaenj、simcingz mbouj ndei yungzheih baenz.

4 Najsaek bienqvaq

Boux baenz binghdungx bingh nanz lai, saeknaj yungzheih reuq henj、caemfuemx fouz rongh.

5 Inget

Neix dwg binghdungx ceiq ciengz raen cungj bingh ndeu, biujyienh hingzsik miz mumjgyumq in、ndaemqin、indot.

6 Dungxfan bak rueg

Cungj binghdungx youz gwnndoet mbouj baenz donq, nit raeuj mbouj hab ndang yinxfat baenz binghdungx, yungzheih hawj bouxbingh dungxfan bak rueg.

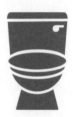

Naiqnuek、seiq ga mbouj miz rengz

Bingh nanz le ndang nyieg, ciengzseiz roxnyinh unqnyieg, mbouj haengj doengh, fwngzq ga mbouj miz rengz.

Saekwk wix heiq

Caeuq simcingz mizgven, aenvih doxndaq、aensim deng daenz gvaqbouh, yungzheih hawj boux binghdungx miz yiengh bingh neix.

Raengheiq

Neix hix dwg gij yienghsiengq bingh dungx ceiq ciengzraen ndeu.

Danghnaeuz gij heiq ndaw dungx mbouj ndaej gibseiz、cingqciengz baiz okdaeuj, couh yaek baenz dungxraeng.

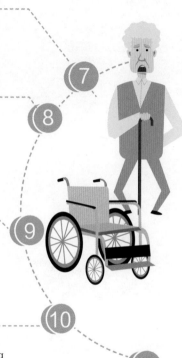

Dungxraeng

Aenvih gak cungj gak yiengh yinhsu, aendungx mbouj ndaej cingqciengz siuvaq gijgwn, roxnaeuz dungxsaej doengh gvaq menh, cungj ndaej cauhbaenz gwn haeux gvaq le dungxraeng.

Diuzlinx saek bienqvaq

Binghdungx cogeiz, diuzlinx saek henj, heiq bak haeu soemj. Seizgan nanz le, diuzlinx bicenq hau, boux haexgaz diuzlinx bizna, bouxdungxin diuzlinx miz banraiz.

2. Gij Daegdiemj Gijgwn Boux Baenz Binghdungx Dwg Gijmaz ?

① Gwnndoet aeu miz gvilwd caemhcaiq dinghseiz dinghliengh

Miz gvilwd bae gwn haeux, dinghseiz dinghliengh, ndaej cauxbaenz diuzgen fanjseq、ndaej bangcoh siuvaqsen fwnhmi, doiq siuvaq engq miz leih. Daengz mboengq seizgan doekding, mboujguenj iek mbouj iek, cungj wnggai cujdung gwn haeux, baexmienx dungx iek roxnaeuz daiq imq, cauhbaenz gvilwd gwnndoet sibgvenq.

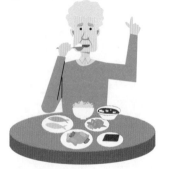

② Gwnndoet aeu citdamh

Gijgwn mbouj ndaej ngoenzngoenz nohnoh byabya, gwnndoet citdamh ndaej hawj ndang'vunz ndei siuvaq, ciengx dungx hoh dungx.

③ Gwnndoet aeu baujciz lai aen "noix"

Gwn aeu noix、siuvaq mbouj heih aeu gwn noix, noh biz youz lauz yaek noix gwn, doxgaiq iep yaek noix gwn、doxgaiq cik、ceuj、caq aeu noix gwn、caz aeu noix gwn、laeuj aeu noix ndoet.

④ Gwn seiz aeu nyaij menh ndwnj menh

Nyaij mienz ndwnj menh doiq siuvaq gijgwn gig ndei, gemjnoix caengzi aendungx deng sieng, gemjmbaeu diuzrap aendungx, mienxndaej gyan、saekndaek、genxhoz daengj cingzgvang.

⑤ Gwnndoet aeu cingh

Mbouj gwn gijgwn uq, mienxndaej cauhbaenz veicangzyenz binghgip. Gij byaek gva aeu swiq seuq, mienxndaej cauhbaenz nungzyoz caeuq vafeiz deng doeg.

6 Geih gwn gijgwn gyoet lai roxnaeuz ndat gvaqbouh haenx

Yaek gwn gijgwn vwnhdu habngamj roxnaeuz raeuj haenx, gijgwn caep lai roxnaeuz ndat gvaqbouh cungj rox gikcoi roxnaeuz sienghaih nemmuek aendungx, gyanaek gij bingh aendungx.

7 Gwn doxgaiq aeu unq lai

Gijgwn genggyaengj haenx rox yingjyangj daengz siuvaq caeuq supsou, gyanaek diuzrap aendungx, doengh gijgwn unq yungzheih supsou、siuvaq.

8 Gijgwn aeu singjsien

Gij byaek gva singjsien ceiq ndei genj deonghgo swnh seiz dajndaem dajsou haenx, mbouj gwn gij doxgaiq nduknaeuh gvaq hwnz caeuq iepguh haenx, gemjnoix gij doxgaiq yaez rwix sienghaih gij sibauh nemmuek dungxsaej.

9 Louzsim gwn raemx

Donq gonq gwn raemx roxnaeuz gwn dang itdingh aeu noix di, mienxndaej daihliengh raemx saw hoizgej raemxhaux aendungx, yingjyangj siuvaq gijgwn. Gwn donq laeng hix mbouj hab cigciep daihliengh gwn raemx roxnaeuz gwn dang, gyanaek diuzrap aendungx siuvaq gijgwn.

3. Boux Baenz Binghdungx Aeu Bouj Gijmaz Yingzyangjsu ?

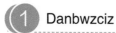

1 Danbwzciz

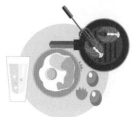

Danbwzciz dwg gij vuzciz gapbaenz sibauh mbouj ndaej roxnaeuz noix haenx, doiq caengzi nemmuek aendungx miz itdingh coihdauq cozyung. Boux baenz dungxin ndaej genj gwn doengh gijgwn hamz danbwzciz lai haenx, lumj bya、noh、gyaeq、cij daengj.

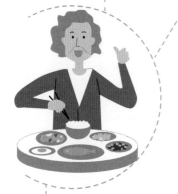

2 Veizswnghsu C

Ndaw dungx hauxraemx baujciz cingqciengz miz veizswnghsu C hamzliengh, ndaej mizyauq fazveih gij goengnaengz aendungx, baujhoh aendungx caeuq demgiengz gij naengzlig dingj ndaej bingh aendungx. Ndigah, aeu lai gwn gij byaek caeuq lwgmak hamz veizswnghsu C lai haenx.

3 Gyaeujhozsu

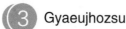

Gyaeujhozsuq ndaej daj lai fuengmienh lanzduenh yasiuhsonh'anh gij doxgaiq ndaej cauhbaenx bingh'aiz neix gapbaenx, doiq yawhfuengz bingh'aiz dungx miz bangcoh. Gyaeujsuenq doiq yawhfuengz youhmwnz lozganhgin ganjyenj caemh miz itdingh bangcoh.

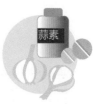

4. Henndang Boux Baenz Binghdungx Ngoenznaengz Aeu Haeujsim Gijmaz ?

1 Baujciz simcingz ndei hawj vunz sim'angq

Binghdungx、saejlaux cibngeih biux naeuh daengj binghcwng fatseng caeuq bienqnaek，caeuq gij simcingz、sim bouxvunz maedcaed doxgven. Ndigah，aeu louzsim simleix gengangh，baujciz cingsaenz vuenheij caeuq simcingz onjdingh，mienxndaej gaenjcieng、youheiq、fatheiq daengj simcingz mbouj ndei bae gikcoi. Doengzseiz，haeujsim guhhong caeuq yietnaiq dox giethab，fuengzre naetnaiq gvaqbouh，mienxndaej yingjyangj yw gij bingh ndaw dungx dauq ndei.

2 Yindung cangqndang

Bouxvunz dungxsaej miz bingh aeu giethab aenndang cingzgvangq，habdoh gyagiengz yindung lienhndang，daezsang rengz dingj bingh，gemjnoix bingh fukfat，coicaenh ndangdaej simleix gengangh.

3 Bauj raeuj hen ndang

Seizcou seizdoeng，hwnzngoenz daihheiq vwnhdu dohraeuj doxca lai，bouxlaux baenz menhsingq dungxin，aeu daegbied haeujsim aen dungx bauj raeuj，habseiz demgya buhvaq，gyanghwnz ninz goemq denz ndei，hen aendungx dwgliengz，gaej hawj yinxfat baenz dungxin roxnaeuz demnaek bingh gaeuq.

Cieng Daihcaet
Gij Daegdiemj Gwn Caeuq Yingz-yangj Bouxlaux Baenz Binghmak

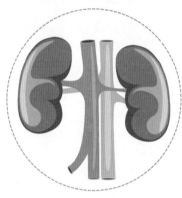

Aenmak dwg bouxvunz deng laux yingjyangj ceiq yienhda ndeu, hix dwg goengnaengz gemjdoiq ceiq vaiq ndawde aen ndeu. Binghmak fat bingh vunzsoq ciemq cienzbouh yinzgouj 20% baedauq.

Bouxlaux seizneix baenz gak cungj binghmak haenx sang daengz 17.3%, riengz gohgi cinbu, ywbingh soujduenh yied fatdad, binghsimdaeuz、baezfoeg daengj fatbingh beijlwd、vunzdai beijlwd cingq cug bi doekdaemq, hoeng menhsingq binghmak daengj bingh beijlwd cix cug bi swngsang, daegbied dwg bouxlaux baenz menhsingq binghmak baenzbingh beijlwd mingzyienj swngsang. 65 bi doxhwnj gyoengq vunz haenx miz 11% baenz 3 gaep doxhwnj, daihbouhfanh dingzlai 3 gaep doxhwnj bouxbingh yaek fazcanj daengz cungj bingh nyouhdoeg.

Raeuz wngdang yawjnaek gij binghmak daegdiemj bouxlaux, gibseiz ywbingh diuzleix.

1. Cauhbaenz Binghmak Dwg Gijmaz ?

 Noengzdoh lwed niu sang

Daj lwed lae bienqva yozgoh daeuj yawj, giengh lwed niu noengzdoh、daengx lwed niu noengzdoh、senhveiz danbwz hamzliengh, caeuq hezsiujbanj doxcomz demlai yienhda, yaek sawj gij sibauh aenmak noix lwed roxnaeuz dai bae, yienghneix couh yinxfat baenz binghmak.

 Ganjyenj

Conghhoz gizndwnj fatndat、benjdauzdijyenz daengj ganjyenj cungj yaek yinxfat binghmak, dwgliengz cix dwg cungj ganjyenj ndeu, de ndaej yinxfat caeuq gyanaek binghmak ceiq ciengzseiz raen cungj ganjyenj ndeu.

 Dwgrengz gvaqbouh

Guhhong baegnaiq gvaqbouh yaek cauhbaenz menjyizliz doekdaemq, ngoenzngoenz baenzneix yungzheih yinxfat baenz binghmak.

 Vanzging yakrwix

Dienheiq nit daengj vanzging yinhsu yaek cauhbaenz ndang'vunz menjyiz goengnaengz caeuq dingj bingh naengzlig doekdaemq, cauxbaenz goengnaengz aenmak deng sonjhaih.

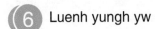 **Mbaet nyouh caeuq rongznyouh fatndat**

Raemxnyouh ciengzgeiz louz youq ndaw rongznyouh, gig yungzheih cauhbaenz nengzbingh sanjfat, baez dauqma ndaw guenjsoengqnyouh caeuq aenmak, ndawde gij doeg miz haih couh deng ganjyenj caeuq doeghaih aenmak, fat baenz binghmak.

 Luenh yungh yw

Luenh yungh yw caemh dwg gij yienzaen cauhbaenz binghmak ciengzseiz raen ndeu. Haujlai yw dwgliengz caeuq yw siuyiemz dingz in, cungj doiq aenmak miz doeg, ciengzgeiz gwn couh yungzheih sienghaih aenmak cauhbaenz binghmak.

2. Binghmak Cunghhozcwng（NS）Miz Gijmaz Haihcawq ?

1 Daihliengh nyouh danbwz

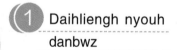

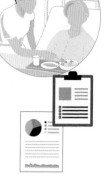

Daihliengh nyouh danbwz dwg boux binghmak cunghhozcwng gij linzcangz biujyienh ceiq cujyau, hix dwg aen gihci binghleix sengleix gihbwnj ndeu.

2 Binghbwzdanbwz noix

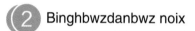

Binghmak cunghhozcwng daihliengh danbwz daj ndaw nyouh doek bae, coicaenh aendaep bwzdanbwz habbaenz caeuq diuz guenjmakiq faengej bienq saeq demlai. Youq mwh boux bwzdanbwz habbaenz mbouj cukgaeuq daengz ndaej haekfug deng doek caeuq faengaij, couh raen miz gij binghlwed bwzdanbwz noix.

3 Foegfouz

Binghmak cunghhozcwng sawj bwzdanbwz suijbingz doekdaemq, cauxbaenz gienghlwed gyauhdij iemqroengz, sawj raemx daj conghgyong sailwed haeuj daengz gehhoengq cujciz, neix dwg gij gihbwnj yienzaen cauhbaenz binghmak cunghhozcwng foegraemx.

Binghcwng hezcihsang

Binghmak cunghhozcwng caeuq binghcwng hezcihsang doxgyoeb gij yenzyinh haenx seizneix lij caengz caz cingcuj, ciengzseiz okyienh danjgucunz caeuq (roxnaeuz) gauhganhyouz sanhcij binghlwed, cihdanbwz maeddoh daemq、cihdanbwz maeddoh gig daemq caeuq cihdanbw noengzdoh ndaw lwedsaw demgya, ciengz caeuq binghlwed danbwz daemq doxgyoeb youq itheij.

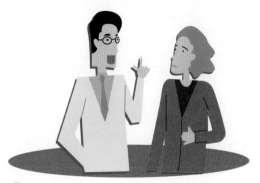

5 Yungzheih ganjyenj, menjyizliz daemq

Cawz lwed hau danbwz gemjnoix, ndaw lwed mbangj menjyiz giuzdanbwz (lumjbaenz menjyiz giuzdanbwz G) caeuq bouj ndang cwngzfwn、dingj giet caeuq senhveiz yinhswj、ginhsuz giethab danbwz caeuq neifwnhmi danbwz hix yaek gemjnoix, daegbied dwg miz daihliengh danbwz nyouh、makgiuziq binghleix dengsieng youqgaenj caeuq mbouj dwg genjaeu nyouhdanbwz seiz engqgya yienhda. Bouxbingh yungzheih baenz ganjyenj、menjyiz goengnaengz daemqdet daengj binghcwng caezfat.

3. Gij Daegdiemj Dajgwn Bouxbinghmak Dwg Gijmaz ?

 Habliengh suphaeuj danbwzciz

Danbwzciz dwg gij yingzyangjsu ndang'vunz bietdingh aeu miz haenx, hoeng danghnaeuz danbwzciz suphaeuj caeuq soqliengh sang gvaqbouh, couh deng demgya diuz rap aenmak, gyanaek aenmak sonjhaih.

Danbwzciz aeu genj ndei hamz miz gij danbwz cienzbouh anhgihhsonh ndang'vunz bietdingh aeu miz haenx, lumjbaenz bya、noh、gyaeq、cij roxnaeuz' gij duhhenj ndei haenx faenliz danbwz daengj. Gij soqliengh danbwzciz supsou, wnggai dingq vah canghyw raengq.

 Gamhanh yezlieng suphaeuj

Aeu gwn gij soqliengh yezlieng daj binghcingz daeuj gietdingh, gaemhanh yezlieng suphaeuj gaijndei yiengh luenh daise, gemjsiuj diuzrap aenmak.

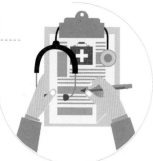

 Gyu gwn noix

Gwn gyu lai rox yinxhwnj nyouhdanbwz hamzliengh swngsang.

Soliengh gyu suphaeuj lij yingjyangj sailwed gaenjciengsu cienjvaqmeiz yicici（AEI）ndaej gyangqdaemq nyouhdanbwz.

Lai gwn gyu lij rox hawj gij yungzliengh boux cekfaen baenz lwed gya lai, hezyaz hnjsang.

Doigawj moix ngoenz luzvanaz gij soqliengh mbouj mauhgvaq 3 g. Boux bingh mbaeu、bouxbingh foegraemx cungdoh, danghnaeuz gij goengnaengz mak mbouj miz mingzyienj gemjnoix, ndaej hawj de noix gwn gyu, gaemhanh youq moix ngoenz 2 g. Cijmiz gij vunz cungdoh foegfouz caeuq aen giuziqmak goli mingzyienj gyangqdaemq（＜30 ml/min/1.73 m^2）de, cij mbouj hawj de gwn gyu.

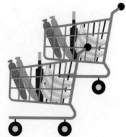

Gijgwn hamz naz ceiq sang： byaekgyuiep、 byaekceh、 youzdiuz、 byaekaeuj、 byaekbohcai、 byaekginzcai、 byaekhom、 byaekvahenj、 lauxbaeg doengh gij neix， yaek noix gwn.

Aeu noix gwn gyaz

Binghlwed hamz gyaz lai dwg menhsingq gunghnwngz aenmak nyiegliux cungj binghcaezfat raen ceiq lai ndeu. Binghlwed hamz gyaz lai youqgaenj haenx， ndaej yinxhwnj sim buek sikhaek dingz daengj sengmingh yung'yiemj， ndigah wnggai cibfaen singjgeih. Vihliux yawhfuengz gij bingh gyaz lai haenx， moix ngoenz suphaeuj gyaz wnggai hanhhaed youq 2 gwz doxroengz， siujsim gwn gij doxgaiq hamz gyaz lai， caemh ndaej doenggvaq gij fuengfap dajcawj dawz gijgwn hamz gyaz lai cawzbae， lumj maenzdoengzlingz yungh raemx cimq， byaekheu youq ndaw raemx cawj cug le bok raemx byaek deuz， mak gya raemxdangz cawj cug le bok raemx bae gwn gij nohmak daengj.

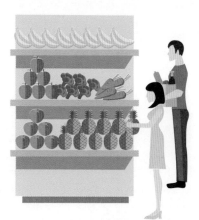

Gij byaek hamz gyaz sang: byaekginzcai、 coengbongz、 maenzdoengzlingz、 raetmoegngaex、 duhheu、 maenzndong、 goroem、 byaekaengjgwx、 byaekaeuj、 haijdai daengj.

Mak hamz gyaz sang： Sae'gva、 gyoijhom、 makgingq、 makjcaujndaem、 makbug、 makgam、 makdumh、 bohloz、 makmanghgoj、 yanghgvah、 hahmizgvah daengj.

Mak miz gyaz lai caeuq loih duh： hwzdauz、 duhdoem、 duhheu、 duhnding、 duhhenj、 canzdou daengj.

61

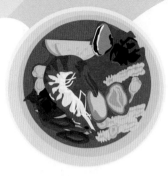

5　Gijgwn byauling daemq

Byauling sang rox gyanaek niusonh ndaw ndang，hoeng gij niusonh ndaw ndang aeu doenggvaq aenmak dingjlawh ok，ndigah byauling sang rox gyanaek diuz rap aenmak.

6　Doxgaiq dajgwn hamz senhveiz lai

Habdangq gwn gijgwn hamz senhveiz lai haenx，doiq baujciz okhaex doengrad、baizdoeg ok miz leih，veizciz ndang'vunz daise bingzyaenx.

7　Gijgwn gai lai linz noix

Menhsingq goengnaengz binghmak yungzheih yinxhwnj dengaijciz luenhlab，okyienh gij binghlwed gai noix caeuq binghlwed linz lai，ndigah wnggai yawjnaek gwnndoet gij gai lai linz noix. Hoeng hawj vunz hojsik de dwg gijgwn hamz gai lai haenx ciengzseiz hamz linz lai，lumjbaenz ndoksej、gungq daengj，ndigah gij gwn gai lai linz noix cujyau giengzdiuh linz noix. Miz conhgyah vix naeuz：

"Wnggai gimq gwn dungxdaep doenghduz，lumjbaenz ukgyaeuj、daep、mak daengj，mbouj gwn hanq gangq、haijsenh、danggeq，mbouj gwn laeuj，noix gwn cehnamzgva daengj makgyo."

8　Lai gwn mak byaek

Ndaw mak byaek hamz miz veizswnghsu caeuq gvang'vuzciz nem veizlieng yenzsu. Suphaeuj veizswnghsu caeuq veizlieng yenzsu cukgaeuq，lumjbaenz B cuz veizswnghsu、veizswnghsu C caeuq sinh、gai、diet daengj，ndaej baujhoh aenmak.Dangyienz，genj gwn byaekheu hix aeu louzsim ciuq gij yenzcwz gwn dangz noix、naz noix、gyaz、senhveiz lai haenx，cijndaej doiq doengh boux nienz laux mak ndangcangq miz ik，mboujne couh sienghaih engq daih.

62

4. Boux Baenz Binghmak Haenx Ngoenznaengz Baujgen Aeu Haeujsim Gijmaz ?

Louzsim gaenxguh caeuq yietnaiq giethab, baexmienx gij mak goengnaengz baeg gvaqbouh cauhbaenz haenx nyiegliux.

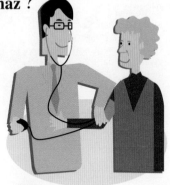

Louzsim fuengz nit bauj raeuj, mienx dwgliengz cauxbaenz mak baenz bingh.

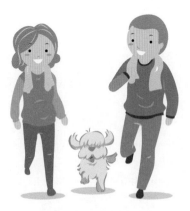

Louzsim yingzyangj, habdoh lienhndang, daezswng gij menjyiz naengzlig aenndang, yawhfuengz baenz bingh caeuq caenh'itbouh fazcanj.

Haeujsim fuengzre hezcihsang、yezyazsang、hezdangzsang、niusonhsang daengj daise cunghhozcwng, baexmienx doengh gij bingh neix gyanaek diuz rap aenmak cix yinxfat baenz binghmak.

Cieng Daihbet
Aeu Rox Gij Cihsiz Dinj
Gijgwn Baujgen

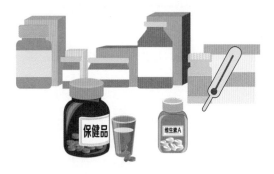

Gijgwn baujgen dwg naeuz gijgwn aeu bujcungh veizswnghsu、gvang'vuzciz daeuj guh muzdiz roxnaeuz heuhguh miz daegdingh baujgen gunghhnaengz. De dwg habngamj gyoengqvunz daegdingh aeu daeuj gwn, miz diuzcez gihdij gunghnaengz, mbouj dwg mbouj aeu yawhfuengz bingh caeuq yw bingh guh muzdiz, caemhcaiq gangjnaeuz gijgwn doiq ndang'vunz mbouj miz saek di gaenjgip、haemq gaenjgip roxnaeuz menhsingq haihcawq. Gijgwn baujgen doengzseiz miz sam cungj suzsing: gij suzsing dajgwn、gunghhnwngz suzsing caeuq mbouj dwg gijyw. Gijgwn baujgen dwg gijgwn ndawde aen daegbied cungjloih ndeu, cawqyouq gizyawz gijgwn caeuq gijyw ndawde mbouj ndaej dingjlawh song yiengh neix.

1. Gijgwn Baujgen Bouxboux Cungj Aeu Gwn Lwi ?

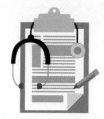

Mbouj dwg bouxlawz cungj aeu cawx caeuq gwn doxgaiq baujgen. Dingzlai vunz doenggvaq gijgwn hableix、doxdaengh, ndaej souhaeuj yingzyangj aenndang yaek aeu, ganqbaenz gwndaenj、yindung sibgvenq ndei, ndaej coicaenh roxnaeuz henndei ndangcangq. Miz di vunz yawj cingzgvangq rox daj gijgwn baujgen daeuj dembouj aenndang noix miz gij veizswnghsu caeuq gvang'vuzciz.

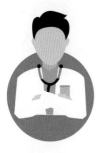

Gijgwn baujgen haeuj hawciengz saemjbae caeuq hawciengz guenjleix haemq soengse, de gangj gij daegdingh baujgen goengnaengz hix mbouj itdingh couh miz yungh, canjbinj cizlieng youq mwh swnghcanj caeuq dajgai ndawde, gij baujcwng caeuq gijyw doxbeij ca ndaej gyae lo. Haujlai "goengnaengzsingq gijgwn baujgen" cungj dwg baengh aeu vunzlai gij simleix muengh ndangcangq, ndaej souhlaux yungzheih caeuq lau dai, mwh senhconz mauhgangj roxnaeuz guh gyaj, daiz sang canjbinj gyagwz, saedsaeh daeuj gangj doengh gij canjbinj neix mboujdan mbouj miz baujgen mizyau, ciengzgeiz luenh gwn lij aiq sienghaih ndangdaej.

Yienznaeuz gijgwn baujgen huqndei lwenqda，canjbinj okdaeuj mbouj dingz mbouj duenh gvangjgau bu mbwn goemq deih，boqgangj goengyauq canbinj hawj vunz sim maez，hoeng，bouxsiuhfei（daegbied dwg bouxlaux）aeu seizseiz ukcing caemdingh，gaej vihliux gyaepgouz ndangcangq，gyaeundei roxnaeuz yienghsiengq oiq，byaij gij "roen gyawj" baujgen，vih neix luenh yungh gij cienz bengz caeuq goengrengz hung，bonjlaiz hix mbouj aeu yungh haenx，caiqlij vit gij gengangh swhgeij bae.

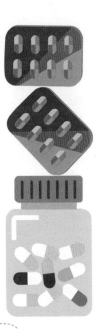

Gijgwn baujgen mbouj ndaej dingjlawh gijgwn wnq，couhcinj gwn lo hix mbouj ndaej bouj gij yingzyangjsu cienzmienh hawj ndang'vunz，wnggai genhciz ngoenznaengz baenzlawz gwn couh baenzde gwn. Gijgwn baujgen mbouj ndaej dingjlawh gijyw，de mbouj ndaej yawhfuengz caeuq yw ndei saek yiengh bingh，mbouj ndaej dawz de dangguh gij yw lingz yw ndei. Song aen fuengmienh neix，gyoengq bouxdoeg lauxgeq itdingh aeu geiqmaenh ndaw sim.

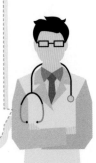

2. Gijgwn Baujgen Daihgaiq Baen Baenz Geij Cungj ?

Gijgwn baujgen baen baenz song loih hung, loih ndeu dwg gijgwn baujgen goengnaengz, lingh cungj dwg yw bangbouj yingzyangjsu.

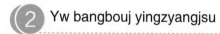

① Gijgwn baujgen goengnaengz

Gangjnaeuz gijgwn baujgen miz moux cungj roxnaeuz moux geij cungj daegdingh baujgen goengnaengz（lumj menjyiz diuzcez、bienq laux doilaeg、gaijndei aen'uk geiqmaenh、coicaenh hungmaj、dingj naetnaiq、gemjbiz、naih yangjgi、dingj fuzse、dingj sawqmwh bienq、gaemnaenx baezfoeg、diuzcez lauzlwed、gaijndei singgunghnwngz daengj）, doengh cungj gijgwn baujgen neix dwg canghseng'eiq ndaw cangj gyaj senconz caeuq maeuz aeu cienzcaiz hung cauhbaenz dieg caihgih neak.

② Yw bangbouj yingzyangjsu

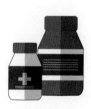

Cungj canjbinj naeuz ndaej bangbouj veizswnghsu, hix mbouj dwg daezhawj aenndang naengzliengh, yunghcawq de dwg bangbouj haeux byaek mbouj gaeuq, yawhfuengz yingzyangj mbouj gaeuq caeuq gyangqdaemq gij fung'yiemj baenz saek di mansing duihingzsing cizbing.

3. Gijgwn Baujgen Caeuq Gijyw Mboujdoengz Cujyau Youq Gizlawz ?

Sawjyungh muzdiz mbouj doengz

Gijgwn baujgen aeu daeuj diuzcez ndangdaej gihnwngz、daezsang gij naengzlig dingjgangq bingh、gyangqdaemq fung'yiemj baenz bingh，neix dwg muzdiz de，cix mbouj dwg yaek aeu daeuj yawhfuengz caeuq yw bingh.Gijyw dwg gij doxgaiq aeu daeuj yawhfuengz、ywbingh、duenqbingh，miz muzdiz bae diuzcez gij swnghlij gihnwngz bouxvunz，caemhcaiq gvidingh miz gij binghcwng hab'wngq roxnaeuz cujyau ywbingh loih、yunghfap caeuq yunghliengh.

Doeg fucozyung mbouj doengz

Gijgwn baujgen ciuq yunghliengh gvidingh daeuj gwn，itbuen mbouj rox sienghaih ndang'vunz saek di，lumj doengh cungj bingh gaenjgip、haemq gaenjgip roxnaeuz binghmenhsingq hix mbouj rox deng yingjyangj. Gij aeu gangjmingz de dwg：mbangj di gijgwn、gijgwn baujgen、gijyw miz doeg fucozyung，yaek gvaq duenh seizgan haemq raez cij rox biujyienh okdaeuj. Laepda ciengzgeiz gwn roxnaeuz genj yungh moux cungj gijgwn baujgen. Couhcinj ciuq gij yunghliengh biuliengh daeuj gwn，hix aiq doiq ndangdaej cauhbaenz yingjyangj mbouj ndei.

Swnghcanj caetliengh gaemhanh mbouj doengz

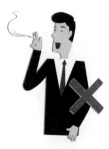

Swnghcanj gocwngz cizlieng gaemhanh fuengmienh，doiq gijgwn baujgen iugouz itbuen cungj haemq daemq gvaq gijyw. Lumj gij doxgaiq miz veizswnghsu aeu daeuj guh gijgwn baujgen（"gwn" saw hauh），ndaej cuengq youq ndaw gunghcangj gijgwn swnghcanj；Hoeng gij doxgaiq miz veizswnghsu（"yw" saw hauh），cix bietdingh aeu youq aencangj guh yw swnghcanj，caemhcaiq doiq hoengheiq cinghseuq cingzdoh、mbouj miz siginh byauhcunj、yenzliu caetliengh daengj miz buek gveihfanva iugouz ndeu，daj neix daeuj yiemzgek baujcwng cizlieng.

68

4 Gij yienzliuh cungjloih ndaej yungh haenx mbouj doengz

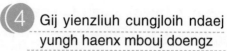

Gij doxgaiq mingzyienj miz doeg miz haih mbouj ndaej dangguh gij yienzliuh gijgwn baujgen. Gijyw ndaej ciuqfap、hableix sawjyungh gij doxgaiq miz doeg miz haih haenx dangguh yienzliuh.

5 Sawjyungh fuengfap mbouj doengz

Gijgwn baujgen itbuen cij hanh daj bak gwn, gijyw ndae yungh dajcim、baihrog mad daengj fuengfap daeuj yungh.

6 Yaugoj fuengmienh mbouj doengz

Gijgwn baujgen hix mbouj miz gijmaz yw bingh cozyung, gij giemxdou gak guek gijgwn baujgen hawciengz haenx, cungj daemq gvaq gijyw. Gij gunghcangj miz swhciz haenx, itbuen doenggvaq daezhawj huqyiengh bae guh doxgaiq uqlah daengj veiswngh genjniemh ndaej daengz 《Aen Baugau Gienjniemh Veiswnghyoz》, doenggvaq sawqniemh doenghhduz ndaej daengz 《Aen Baugau Bingzgya Gvendaengz Ancienz Doeg Binglijyoz》《Aen Baugau Goengnaengz Bingzgya Baujgen》caemhcaiq daezhawj mizgven vwnzgen couh ndaej baecinj haeuj hawciengz.

7 Sawgangjmingz caeuq gvangjgau senhconz mbouj doengz

Gijgwn baujgen sawgangjmingz haemq genjdanh, caemhcaiq ciengzseiz doiq gij baujgen goengnaengz de roegraemh haenx guh mauhgangj roxnaeuz gvangjgau senhconz gyaj. Mbaw sawgangjmingz sawjyungh yw itdingh aeu ginggvaq yozbinj guenjleix bumwnz baecinj, neiyungz ciengzsaeq、yiemzmaed、cinjdeng、miz bonjcwng cozyung hab'wngq、yunghfap yunghliengh、haeujsim saehhangh、mbouj ndei fanjying、gijyw doxfanj、gij dauhleix ywdoeg roxnaeuz yozvuz daise dunglizyoz daengj neiyungz, hoeng gij gvangjgau de dan cimdoiq doengh cungj bingh haenx, itbuen mbouj guh senhconz gyaj.

4. Baenzlawz Duenhdingh Gijgwn Baujgen Gvangjgau Famhfap ?

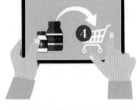

Gaengawq 《Aen Fap Gvangjgau》 youq 2015 nienz coihgaij fatbouh haenx, gijgwn baujgen gvangjgau mbouj ndaej hamz miz gij neiyungz lajneix:

（1）Gij vah duenhdingh roxnaeuz baujcwng mizgven goengnaengz、ancienz;

（2）Nangdaengz bingh yawhfuengz、goengnaengz ywbingh;

（3）Gangjnaeuz roxnaeuz amqnaeuz gij sanghbinj gvangjgau dwg baujcang ndangcangq bietdingh aeu miz;

（4）Caeuq gjyw、gijgwn baujgen wnq guh doxbeij;

（5）Leihyungh boux daibyauj gvangjgau guh doigawj、cwngmingz;

（6）Gizyawz doengh gij neiyungz faplwd、hingzcwng fapgvi gvidingh gimqcij haenx;

（7）Gijgwn baujgen wngdang mingzyienj biumingz " huq neix mbouj ndaej dingjlawh gijyw".

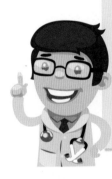

Gvangjbo dendaiz、densidaiz、bauganh yinhsieng okbanj danhvei、hulenzvangj saenqsik fuzvu boux gunghawj mbouj ndaej aeu gaisau ndangcangq、henhoh ndangcangq cihsiz daengj hingzsik, bienqsiengq fatbouh gijgwn baujgen gvangjgau, doiq bouxcaengzbaenzvunz gij vunzlai cienzboq meizgai hix mbouj ndaej fatbouh gij gvangjgau gijgwn baujgen.

Boux famh gij gvidingh baihgwnz, ndaej heuh dingz fatbouh gvangjgau、siucawz yingjyangj caemhcaiq ciuqfap deng yiemzfad.

5. Baenzlawz Baexmienx Saenq Gijgwn Baujgen Senhconz Gyaj Caeuq Deng Yaeuh ?

Gvangjgau gijgwn baujgen yungzheih mauhgangj caeuq senhconz gyaj, neix dwg vihliux supyinx guengjdaih bouxsiufeiq siengsaenq、dajcawx、sawjyungh. Raeuz aeu baexmienx deng yaeuh, yaek guh ndei geij diemj baihlaj.

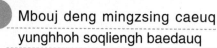

① Mbouj deng mingzsing caeuq yunghhoh soqliengh baedauq

Mbangj aencangj canghseng'eiq cienzcaiq daihheiq, gijgwn baujgen gunghnwngz gyoengqde senhconz haenx, mboujguenj binjbaiz mingzdaeuz de baenzlawz hung, yunghhoh caiq lai、senhconz seizgan caiq raez, hix mbouj ndaej cwngmingz de miz gohyozsing, hix mbouj daibyauj gijgwn baujgen binjciz de itdingh miz baujcang. Gwnz hawciengz miz di canjbinj geq ginggvaq cingsim baucang, baengh lai bi dajgai canhndaej cienzngaenz baenz cienfanh, comzcwk hekcawx, leihyungh cungj guenjleix vanzging sienghdui soeng'yungz caeuq gvangjgau bu mbwn goemq deih senhconz langh ndaej mingzdaeuz hoengq, doengh gij neix cungj caeuq raeuz swhgeij cawx gijgwn baujgen mbouj miz maz gvanhaeh.

② Mbouj saenq vahcwng bouxvunz (daegbied dwg lengq boux vunz)

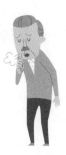

Gohyoz yenzgiu coengzlaiz mbouj dawz gij vahcwng bonjfaenh dangguh baengzgawq, boux vunz ndeu gwn moux cungj doxgaiq roxnyinh mizyauq, aiq dwg simleix cozyung. Moux cungj gijgwn roxnaeuz gijyw baujgen deng cwngmingz miz yaugoj, itdingh aeu baengh yiengh sugi hung, seizbienh genj song mbiengj cungj mbouj rox daeuj dox doiqciuq, gocwngz yiemzgek gaemhanh caemhcaiq ndaej cungzfuk gienjniemh——neix cij dwg gij baengzgawq baengh ndaej gohyoz nyinhdingh haenx.

3 Mbouj leixlangh "gienzvi gihgou" daiqvah

Miz duenh seizgan ndeu, haujlai gvangjgau cungj gangj "Cunghvaz XX yozvei doigawj" "Cunghgoz XXhezvei nyinhdingh", gvaqlaeng cix raen doengh gij gihgou lumj miz guekgya gienzvi neix, cungj dwg aen cujciz iq ndaw biengz engqlij dwg "cujciz huqgyaj" mbouj cwnggveih dem. Gij gihgou roxnaeuz cujciz caencingq doglaeb、ndaej saenqbaengh haenx, Lumjbaenz Seiqgyaiq Veiswngh Cujciz、Cunghgoz Gohyozyen, coengzlaiz mbouj hawj saek yiengh canjbinj daiqvah. Hix mbouj cinjhawj bouxlawz yungh mbaw geizhauh swhgeij bae gai canjbinj.

4 Mbouj saenqnyaemh boux "gohyozgyah" miz leih'ik gvanhaeh

Mbangj boux gohyozgyah mbouj ndaej daibyauj daengx aen gohyozgai, engq hozgvangq dwg lengq boux gohyozgyah miz leih'ik gvanhaeh, couhcinj gyoengqde miz aen mingzdaeuz "boux gohyozgyah mizmingz ndeu", gij vah gyoengqde hix ndaej dwg vah gyaj、gij baengzgawq ok haenx hix ndaej dwg gyajcingq, cungj mbouj ndaej saenq. Aeu saenqnyaemh doengh boux gohyozgyah roxnaeuz mizgven ciennieb yinzyenz mbouj miz leih'ik gvanhaeh、cienzboq gohyoz cujliuz sing'yaem haenx.

5 Mbouj leixlangh gij gohgi hangzvah caeuq ciengxseng mingzswz luenh boq luenh vad haenx

Gijgwn baujgen gunghcangj haengj baucang、longhgüh gak cungj sanghyez gainen, aeu gij gohgi hangzvah、gohgi mingzswz ceiq moq yawj daeuj lumj miz ciennieb haenx roxnaeuz geij aen swz ciengxseng, geij diuz leixniemh ciengxseng daj ndaw sawgeq mbon okdaeuj haenx daeuj doigvangq gijgwn baujgen bonjfaenh.

第一章
高血脂老年人的饮食及营养特点

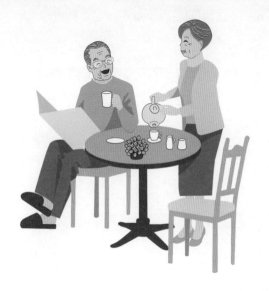

　　高血脂是高脂血症的俗称，是指人体血脂水平过高。高血脂是心脑血管疾病发展的基础，因此亦被人称为"多病之源"。血脂中的中性脂肪（甘油三酯）和类脂（胆固醇、类固醇、磷脂和糖脂）不溶于水，必须与载脂蛋白结合为脂蛋白后才能运转，因此高脂血症也称作高脂蛋白血症。

1. 血脂常见化验项目及正常指标有哪些？

 血脂常见的化验项目和正常指标

总胆固醇：

2.86 ～ 5.98 mmol/L

甘油三酯：

0.22 ～ 1.21 mmol/L

高密度脂蛋白胆固醇：

0.90 ～ 2.19 mmol/L

（可以帮助胆固醇代谢，是有益脂类）

低密度脂蛋白胆固醇：

低于 3.12 mmol/L

载脂蛋白 A$_1$： 110 ～ 160 mg/dL

载脂蛋白 B： 69 ～ 99 mg/dL

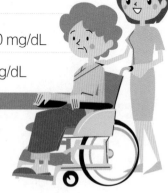

2. 高血脂有什么危害?

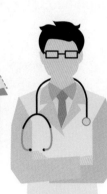

高血脂是常说的"三高"(高血压、高血糖和高血脂)之一,它的危害很大,千万不要忽视它哦!

　　高血脂会造成肝功能受损,诱发胰腺炎、高血压、冠心病、高血糖,导致脑卒中、冠心病等,危害健康甚至危及生命。长期高血脂会导致脂肪肝、肝动脉粥样硬化,肝动脉粥样硬化后肝细胞损伤,结构发生变化,从而导致肝硬化,损伤肝功能。

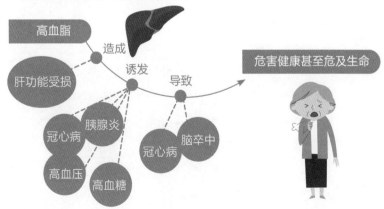

3. 高血脂为什么会导致高血压，引起脑卒中和冠心病？

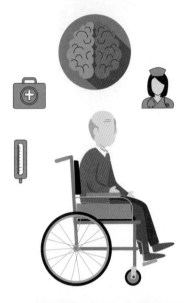

高血脂会使人体内形成动脉粥样硬化，造成心肌功能紊乱，血管紧张素转化酶会被大量激活，促使血管动脉痉挛，诱使肾上腺分泌升压素，从而导致血压升高。人体一旦形成高血压，会使血管经常处于痉挛状态。脑血管在硬化后内皮受损而破裂，形成出血性脑卒中，或脑血管在栓子式血栓形成状态下淤滞，导致脑血栓和脑栓塞。

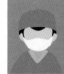

当人体由于长期高血脂形成动脉粥样硬化后，冠状动脉内血流量减小，血管腔内变窄，心肌注血量减少，造成心肌缺血，导致心绞痛，形成冠心病。

此外，血脂和血糖的代谢都需要胰岛素，这种竞争会使高血糖和高血脂相互累及，相互影响，因此高血脂会引起高血糖。且高血脂的患者往往有高能量的饮食习惯，糖类摄入过多，容易引起糖代谢障碍，最终导致高血糖。

4. 高血脂有哪些临床表现？

　　临床是指医学上医生直接给患者诊断和治疗疾病，因诊治必临病床而得名。临床表现就是指患者身体因生病而发生的异常变化，是医生诊断疾病的重要依据。临床医生就是我们上医院看病时遇到的医师，此外还有病理医师、公共卫生医师等。

 ① 　　短时间内面部、手部出现较多黑斑（斑块较老年斑略大，颜色较深），并且记忆力及反应明显减退。

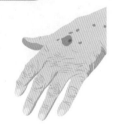

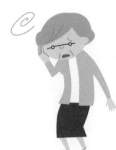 ② 　　常出现头昏脑涨或与人讲话间隙容易睡着的情况。早晨起床后头脑不清醒，进食早餐后改善，午后极易犯困，但夜晚很清醒。

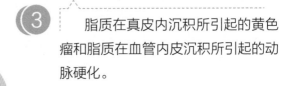

③　　脂质在真皮内沉积所引起的黄色瘤和脂质在血管内皮沉积所引起的动脉硬化。

④　　看东西一阵阵模糊，这是血液变黏稠、流速减慢，使视神经或视网膜暂时性缺血、缺氧所致。

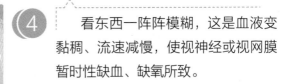

⑤　　腿肚经常性抽筋，而且感到刺痛，这是胆固醇积聚在腿部肌肉中的表现。

⑥　　脸黄疣是中老年妇女血脂增高的信号，主要表现在眼睑上出现淡黄色的小皮疹，刚开始时为米粒大小，略高出皮肤，严重时布满整个眼睑。

　　当然，以上临床表现或症状，要排除其他因素，并结合医学检查才能确定是否为高血脂。

5. 高血脂患者的饮食要点是什么?

高血脂患者饮食要讲究"一个平衡""五个原则",应清淡饮食,可适当饮茶。

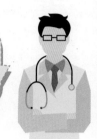

① **"一个平衡"**

平衡膳食中所含的营养素种类和比例。

② **"五个原则"**

低能量、低胆固醇、低脂肪、低糖、高纤维饮食。

■ 低能量:控制饮食量,保证基础热量摄入,维持理想体重。

■ 低胆固醇:尽量避免吃富含胆固醇的食物,如动物内脏、动物脑,及减少各类蛋的蛋黄摄入等。

■ 低脂肪:少吃富含饱和脂肪酸的食物,包括动物性食品(如肉类外皮及全脂奶)和部分植物性食品(如椰子油和棕榈油)。烹调用油宜选择含较多不饱和脂肪酸的油(如亚麻籽油、橄榄油、葡萄籽油),且每日摄入量应小于 20 g。用鱼类及豆类取代其他肉类,作为蛋白质来源。尽量少吃或不吃高脂食物和点心,如花生、瓜子、腰果、蛋糕、西点、巧克力、冰激凌等。

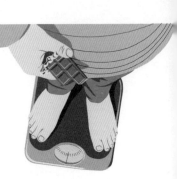

■ 低糖：血脂异常的患者应控制糖类摄入，相应减少主食摄入量。少吃纯糖食物，如白糖、红糖、冰糖、麦芽糖、葡萄糖及其制品，以及干鲜果脯等升糖指数高的食品，并少喝软饮料和高糖果汁。

■ 高纤维：膳食纤维被称为现代人的第七营养素，可以减少人体对胆固醇的吸收，降低血液中胆固醇的含量。燕麦是首选高纤维食物，每日服用 60～70 g，总胆固醇至少可降低 5%，使患心脏病的概率下降 10%。其他高纤维食物还有粗杂粮、干豆类、海带、新鲜的蔬菜和水果等。

③ 饮食清淡，常吃深海鱼类、豆制品等

低盐：高血脂患者应控制每日食盐的摄入量，每日应少于 6 g。

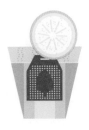

④ 每天可适当饮茶

茶对降低血脂有帮助，但不宜在入睡前喝茶，以免影响睡眠质量。

6. 高血脂患者要注意补充哪些营养?

1 膳食纤维

■ 膳食纤维可以包裹脂肪并促进肠蠕动，减少身体对脂肪的吸收，从而起到降低血脂的作用。

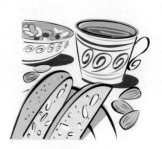

■ 富含膳食纤维的食物有以下几类：

谷物：小麦、大麦、玉米、荞麦、黑米、麦片、土豆、红薯等。

豆类：黄豆、豌豆、黑豆、绿豆、红豆等。

蔬菜：笋、辣椒、花菜、蕨菜、菠菜、南瓜、白菜、油菜等。

菌类：香菇、木耳、蘑菇、银耳等。

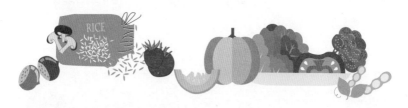

2 多不饱和脂肪酸

■ 多不饱和脂肪酸可以加速脂肪代谢和脂肪合成，从而降低血液中脂类的含量，起到降低血脂的作用。

■ 富含多不饱和脂肪酸的食物有深海鱼、植物油、坚果类等。

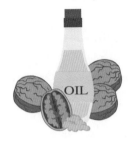

③ 茶多酚

■ 茶多酚可以提高机体的抗氧化能力，缓解血液高凝状态，调节脂类代谢，具有降低血脂的作用，从而抑制动脉粥样硬化的发生和发展，降低冠心病等各种心脑血管疾病的发生率和死亡率。茶多酚还可以降低人体内三种有害脂类（甘油三酯、总胆固醇和低密度脂蛋白胆固醇）的含量，升高对人体有益脂类（高密度脂蛋白胆固醇）的含量。

■ 茶多酚存在于茶叶中，绿茶中的含量最高，但如果是有胃部疾病的老年人，可选择红茶等发酵茶类。

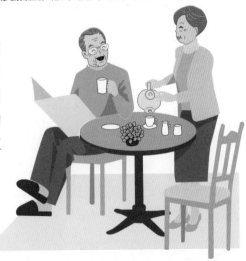

7. 血脂异常的防治措施有哪些？

1 有规律地锻炼，多进行有氧运动

■ 每周至少进行 3 次有氧运动，每次至少 30 分钟。体力活动能消耗体内大量的能量，可降低血浆中总胆固醇和甘油三酯的含量，还可使高密度脂蛋白的水平升高。

■ 有氧运动：步行、游泳、瑜伽等。

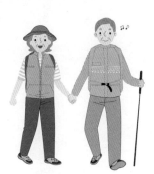

2 戒烟戒酒

■ 香烟中的尼古丁、焦油会让体内产生大量的自由基，自由基会对血管内皮产生进一步损伤，加重心脑血管疾病。

■ 酒中的乙醇会对脂肪代谢产生影响，从而导致血脂增高。

3 保持心情愉悦，对血脂异常有帮助

合理运动，戒烟戒酒，心情舒畅，有益健康哦。

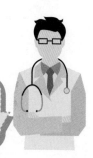

第二章

高血压老年人的饮食及营养特点

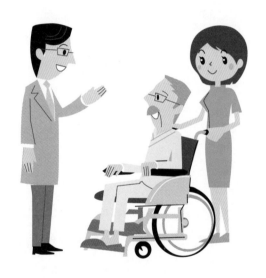

　　高血压是因特殊原因造成的血液对血管压力的增高。目前在中国高血压患者中，老年人占了半数以上。对于高血压患者来说，血压的高低就像一个"晴雨表"，当血压高出正常范围，人体的器官会受到不良压力的影响，因此控制血压增高对老年人的健康至关重要。

1. 高血压的血压标准是多少？

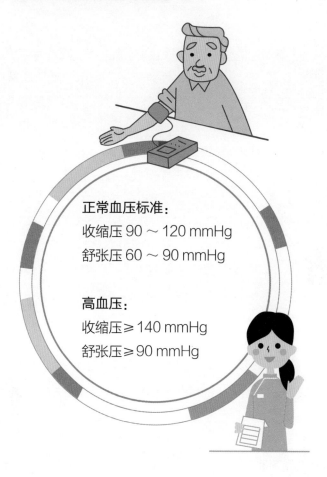

正常血压标准：

收缩压 90 ～ 120 mmHg

舒张压 60 ～ 90 mmHg

高血压：

收缩压 ≥ 140 mmHg

舒张压 ≥ 90 mmHg

2. 高血压初期会有哪些表现和危害？

■ 头疼：疼痛部位多在后脑勺，并伴有恶心、呕吐等症状。若经常感到头痛，而且很剧烈，同时又恶心作呕，就可能是向恶性高血压转化的信号。

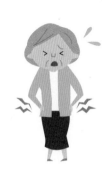

■ 眩晕耳鸣：女性患者出现较多，可能会在突然蹲下或起立时有所感觉，还有双耳耳鸣，且持续时间较长。

■ 心悸气短：高血压会导致心肌肥厚、心脏扩大、心肌梗死、心功能不全，这些疾病都会出现心悸气短的症状。

■ 肢体麻木：常见手指、脚趾麻木或皮肤如蚁行感，手指不灵活。身体其他部位也可能出现麻木，甚至半身不遂。

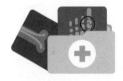

■失眠：多为入睡困难、早醒、睡眠不踏实、易做噩梦、易惊醒。这与大脑皮质功能紊乱及自主神经功能失调有关。

3. 高血压中晚期会有哪些表现和危害?

■ 对血管的损害: 高血压会加重全身小动脉硬化, 使心、脑、肾等重要器官缺血、缺氧、功能受损。形成动脉粥样硬化, 容易造成血管出血或血栓形成, 还可形成动脉瘤, 一旦血压骤升, 血管瘤破裂将会有生命危险。

■ 对心脏的损伤: 血压偏高会使心脏负荷加重, 易发生心室肥大, 进一步导致高血压性心脏病、冠心病、心力衰竭、心律失常等。

■ 引起肾功能衰竭: 长期高血压可使肾小动脉硬化, 导致肾功能减退, 引起夜尿、多尿, 尿中含蛋白、管型红细胞, 出现氮质血症及尿毒症, 即所谓的肾功能衰竭。

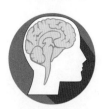

■ 对脑部的损害: 常见的损害是脑出血和脑梗死。脑动脉硬化, 小动脉管壁发生病变, 管壁增厚, 管腔狭窄, 当脑血管管腔狭窄或闭塞时, 就容易形成脑血栓。

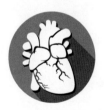

■ 引起猝死: 高血压使左心室负荷增加, 而致左心室肥厚, 易引起心律失常、冠心病、猝死。猝死是临床上最为紧急的状态, 表现为忽然发生呼吸、心跳停滞, 意识丧失, 并常于1小时内死亡。

4. 高血压患者的饮食要点是什么？

① 控制能量的摄入

提倡吃复合糖类，如玉米、小麦、大米、五谷杂粮等粗淀粉类食物，少吃富含葡萄糖、果糖、蔗糖等双糖或单糖的精制淀粉类食物，此类食物易引起血脂升高后导致的血糖血压升高。

② 限制脂肪的摄入

烹调时选择植物油，其中的亚油酸对增加微血管的弹性、防止血管破裂、防止高血压并发症有一定的作用。可多吃海鱼，海鱼含有的不饱和脂肪酸可降低血浆胆固醇，延长血小板凝聚时间，抑制血栓形成，防止卒中。

③ 适量摄入蛋白质

优质蛋白质有助于增强血管弹性，促进钠的排出，从而可以降低血压。

④ 多吃钾、钙含量丰富但钠含量低的食物

多吃土豆、茄子、海带、莴笋等钾含量高的食物和牛奶、虾皮、深绿色蔬菜等钙含量高的食物。

⑤ 嘌呤高的食物要少吃

嘌呤在体内代谢产生尿酸，尿酸高会加重血压异常的危害。嘌呤高的食物有动物内脏、海鲜、豆类、菌类及火锅汤料等。

⑥ 每日应保证摄入足够的蔬菜和水果

每日蔬菜摄入不少于400 g，水果摄入不少于100 g。

⑦ 限制盐的摄入量

每日食盐的摄入量要控制在6 g以下。6 g的量大概为普通啤酒瓶盖去掉胶垫后一平盖的量。这里指的食盐量包括烹调用盐及其他食物中所含钠折合成食盐的总量。适当地减少钠盐的摄入量有助于降低血压、减少体内的水钠潴留。

5. 高血压患者适合食用的食物有哪些?

1 黑木耳

黑木耳具有明显的抗凝作用,能阻止胆固醇在血管壁上沉积和凝结,对动脉硬化具有较好的防治作用。需要注意的是,消化功能较弱的老年人在食用黑木耳时,最好炖煮熟了再吃。

2 芹菜

芹菜对高血压引起的头痛、头胀有显著的缓解作用。

3 绿豆

绿豆有利尿作用,在一定程度上可以帮助降低血压。

4 香蕉

香蕉是富含钾的食物,故可以帮助降低血压。

5 茄子

紫色茄子的皮中含有丰富的维生素 E、维生素 P。维生素 P 具有增加毛细血管弹性、改善微循环的作用,对高血压、动脉硬化及维生素 C 缺乏病均有一定的预防作用。而茄子纤维中所含的特殊物质,具有降低胆固醇的功效。因此,茄子对于高血压、动脉硬化患者来说是最佳食物。

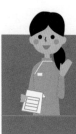

注意:确诊的高血压患者,一定不能擅自停药而改用食疗。食疗仅作为辅助手段,不要被"降压食物"的宣传所误导,控制血压必须依靠药物。高血压患者要谨遵医嘱,科学治疗。

6. 预防高血压的措施有哪些?

1 适当运动

适当运动可促进机体的新陈代谢，增加能量消耗，对老年人的健康十分有益。定期运动可改善糖的代谢，降低血压。故老年人可选择散步或慢跑等舒缓而又不过于剧烈的有氧运动。

2 控制体重

超重和肥胖是造成高血压的因素之一，但老年人的身体机能下降，不建议采用能量消耗过大的减重方法，这样对老年人伤害过大，只要保持健康饮食，控制体重不再进一步升高就好了。

3 戒烟戒酒

长期饮酒和吸烟可导致血压升高，故须戒烟戒酒。

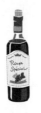

5 充足睡眠

老年人的睡眠质量都比较差，充足的睡眠有助于缓解精神压力，调节血压，故应尽量保持充足的睡眠。

4 减轻精神压力

避免情绪波动，负面的精神压力会引起血管紧张，导致血压升高。故要学会克制情绪，保持愉悦的心情，从而预防血压升高。

第三章

高血糖老年人的饮食及营养特点

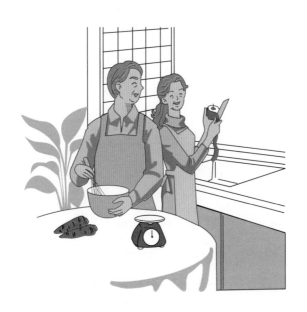

　　血液中的糖称为血糖，高血糖就是血液当中的糖含量高于正常范围。目前我国高血糖患者有 1.14 亿，高血糖已经成为继肿瘤、心血管疾病后威胁人类健康的第三大疾病。

1. 血糖正常值是多少？

高血糖的临床表现是多饮、多食、多尿、体重减轻，此外临床诊断血糖、尿糖高于正常值。

 血糖正常值：

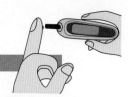

空腹血糖

3.9 ～ 6.1 mmol/L

餐后 1 小时血糖

6.7 ～ 9.4 mmol/L

（最高不超过 11.1 mmol/L）

餐后 2 小时血糖

3.9 ～ 7.8 mmol/L

餐后 3 小时血糖

3.9 ～ 6.1 mmol/L

餐后血糖是从正餐吃进的第一口饭（菜）算起。

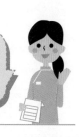

2. 人体内糖的来源有哪些?

糖类消化吸收 ①

　　食物中的糖类经消化吸收进入血液，这是血糖最主要的来源。

② 肝糖原分解

　　短期饥饿后，肝中储存的糖原分解成葡萄糖进入血液。

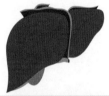

③ 糖异生作用

　　在较长时间饥饿后，氨基酸、甘油等非糖物质在肝内合成葡萄糖。

④ 其他单糖的转化

3. 人体内糖的去路是哪里？

1 氧化分解

葡萄糖在组织细胞中通过有氧氧化和无氧酵解产生ATP，为细胞代谢供给能量，此为血糖的主要去路。

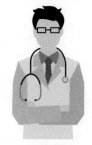

2 合成糖原

进食后，肝和肌肉等组织将葡萄糖合成糖原储存。

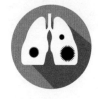

3 转化成非糖物质

转化为甘油、脂肪酸以合成脂肪，转化为氨基酸以合成蛋白质。

4 转变成其他糖或糖衍生物

如核糖、脱氧核糖、氨基多糖等。

5 排出体外

血糖浓度高于肾糖阈值（8.9～9.9 mmol/L 或 160～180 mg/dL）时可随尿排出一部分。

4. 糖尿病分哪些类型？

摄入的糖分除满足人体需要外，多余的糖因没有足够的胰岛素分泌转化为肌糖原或肝糖原储存起来，或因胰岛素分泌推迟，而形成大量的血糖漂浮在血液中，超过肾糖阈值就会从尿液中排出，出现尿糖阳性。"糖尿病"的名称也因此而来。

糖尿病分为 1 型和 2 型

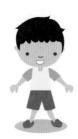

1 型糖尿病是一种自体免疫疾病，多发生于青少年，因胰岛素分泌缺乏，依赖外源性胰岛素补充以维持生命。

2 型糖尿病是成人发病型糖尿病，也就是我们常说的糖尿病类型。

2 型糖尿病患者占糖尿病患者总数的 90% 以上

2 型糖尿病多在 35 岁之后发病，患者体内产生胰岛素的能力虽并非完全丧失，但所分泌的胰岛素的作用和效果大打折扣。

5. 高血糖的危害有哪些?

① 对血管的危害

相当于全身的血管泡在糖水中，像腌肉一样，糖会把血管壁细胞的水分吸出来，导致血管僵硬、变脆。

② 对免疫系统的危害

高血糖引发的代谢功能紊乱，会使白细胞的杀菌和吞噬能力下降，导致免疫功能下降。

③ 对眼睛的危害

眼底视网膜毛细血管会出现微血管瘤，导致眼底出血、渗出，严重者会出现视网膜剥落，甚至因此导致失明。

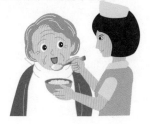

④ 对神经系统的危害

血糖升高使神经细胞内的糖醇出现堆积，同时循环系统障碍又使神经细胞得不到充足的血氧供应，造成神经细胞营养不良，从而引发末梢神经炎和自主神经功能紊乱。

⑤ 对血脂的危害

使脂肪分解加速，导致高血脂，血管会以3%～4%的速度阻塞。

⑥ 对代谢系统的危害

患者体内糖异生旺盛，蛋白质分解和代谢增加，常呈负氮平衡。

⑦ 对肾脏的危害

肾脏出现肾小球硬化、肾乳头坏死，严重时出现肾衰竭等。

6. 高血糖患者日常饮食要注意哪些方面?

 "三益"

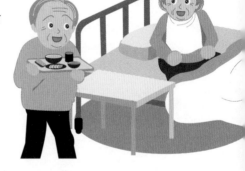

①五谷杂粮益:

如荞麦面、燕麦片等富含 B 族维生素、多种微量元素及膳食纤维,低糖、低淀粉的主食益。

②豆类及豆制品益:

豆类食品富含蛋白质和膳食纤维,对血糖及血脂的调节代谢有益。

③苦瓜南瓜益:

这些瓜类含有利于调节血糖的物质,食用有益。

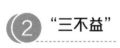 **"三不益"**

①高糖不益:

葡萄糖、蔗糖、精制淀粉等糖类应控制。

②高胆固醇不益:

胆固醇、饱和脂肪酸会增高血脂,影响血糖代谢。

③酒精不益:

酒精会影响血糖波动,故应控制酒精摄入量或戒酒。

7. 高血糖患者如何保持科学的营养选择?

① 优选蛋白质

以奶、蛋、鱼、虾为优质动物蛋白质来源,同时优选植物蛋白质,如大豆分离蛋白等豆类来源的蛋白。肝肾功能不好的老年人要遵医嘱食用。

② 限吃脂类

提倡多食用含不饱和脂肪酸的物质,如植物油脂等。限制含饱和脂肪酸的食物的摄入量,如动物油脂等。

③ 善用碳水化合物

碳水化合物应占每日摄入总能量的 55% ~ 65%。

④ 用餐控制好 GI

血糖生成指数(GI)是衡量食物中碳水化合物引起人体餐后血糖反应的一项有效指标,代表了一种食物的生理学参数在人体内消化吸收的实际价值,是衡量膳食平衡和调控糖尿病常用的营养指标。日常饮食应优选低 GI 食物,适量中 GI 食物,避免高 GI 食物。

⑤ 补足膳食纤维

膳食纤维能减少身体对碳水化合物的吸收，对血糖起调控作用。可溶性膳食纤维能增加大便量与次数，预防便秘和直肠肿瘤；不可溶性膳食纤维能控制餐后血糖并降低血液中的胆固醇。但膳食纤维总量不能过多，每日供给量 20～35 g 即可，以免影响微量元素的吸收。

⑥ 补足植物营养素

茶黄素：可与肠道中的胆固醇结合，减少人体对食物中胆固醇的吸收，在红茶中含量丰富。

叶黄素：对高血糖导致的视网膜病变有一定的辅助治疗作用，在深绿色蔬菜水果中含量丰富。

蒜素：有调剂血糖的作用，在大蒜中含量丰富。

⑦ 补足维生素

糖尿病患者由于饮食控制的特殊性及代谢异常，其体内 B 族维生素、维生素 C 及维生素 E 存在一定量的缺乏，建议多摄入低 GI 的水果和蔬菜，以满足机体对维生素的需求。

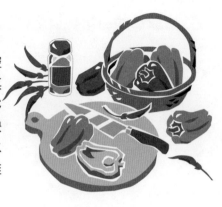

⑧ 补足矿物质

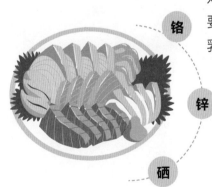

铬：可促进胰岛素分泌，对血糖代谢有一定的帮助，主要来源是谷类、肉类、水产类、乳制品类、坚果等。

锌：可稳定血糖，主要来源是贝类海产品、动物肝脏、瘦肉、坚果等。

硒：可改善血糖代谢，主要来源是海产品、动物内脏、瘦肉、奶制品等。

8. 高血糖的日常保健要注意什么？

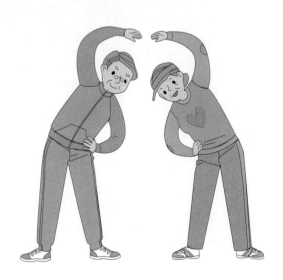

1 科学运动

适当地运动可加快机体的新陈代谢，促进机体对血糖的消耗。老年人适当运动对降低血糖有促进作用，首选舒缓的运动，如步行、打太极拳、慢跑等有氧运动。

2 遵医嘱

合理并坚持使用降糖药，不要盲目停药，否则会引起血糖突然增高。

第四章
高尿酸老年人的饮食及营养特点

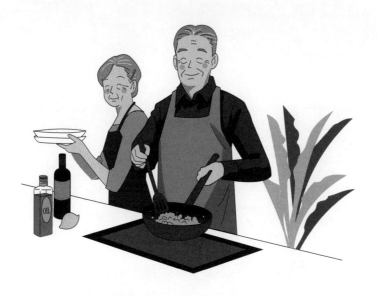

　　高尿酸又称"痛风"，是人体内一种叫作嘌呤的物质因代谢发生紊乱，致使血液中尿酸增多而引起的代谢性疾病。

1. 尿酸的来源有哪些？

 体内生成

衰老的细胞被分解时，细胞里的核酸也不能幸免。核酸分解后便会产生嘌呤，嘌呤经过肝脏的代谢，摇身一变就成了内源性尿酸。

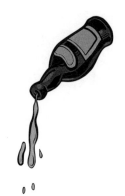

② 食物来源

饮食里含有嘌呤类化合物、核酸及核蛋白等物质，它们经过消化吸收，也是形成尿酸的原材料，在一些酶的作用下，会生成外源性尿酸。

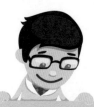

③ 健康人体内尿酸的生成量和排泄量是大致相等的

一个健康成人体内的尿酸大约为 1200 mg，平均每天新生成的尿酸量为 750 mg，排泄量为 500～1000 mg。

一旦这个平衡被打破，身体就会拉响尿酸升高的"警报"。

2. 高尿酸有哪些危害？

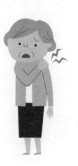

① 形成尿酸盐结晶

血液中的尿酸浓度升高时，或者体内环境的酸碱度发生变化时，过饱和的尿酸就会析出成为尿酸盐结晶。这些结晶沉积在关节及各种软组织中，可能对这些组织造成损害。

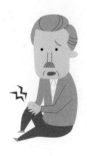

② 痛风

当尿酸盐结晶附着在关节软骨表面的滑膜上时，血液中的白细胞会把它当成"敌人"对待，释放出多种酶，最终导致关节软骨的溶解和周围软组织的损伤，形成痛苦不堪的痛风性关节炎。

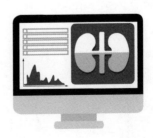

③ 痛风肾

尿酸盐结晶沉积在肾脏，会对肾脏造成慢性损害。

3. 高尿酸各个阶段的临床表现是什么?

第一阶段:

高尿酸血症期,病人除血尿酸升高外,并未出现痛风的临床症状。

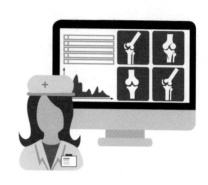

第二阶段:

痛风早期,血尿酸持续性增高,导致急性痛风性关节炎突然发作。

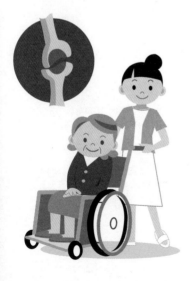

第三阶段:

痛风中期,痛风刚开始时,往往只是一处关节受累,久而久之,疼痛会逐渐波及手指、脚趾、腕关节、踝关节、膝关节等全身关节,进而使周围的软组织和骨质也遭到不同程度的破坏,产生功能障碍。当尿酸盐结晶不断沉积,慢慢地形成了像结石一样的痛风结节时,就会开始"攻占"人体的内脏器官。

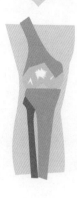

第四阶段：

　　痛风晚期，患者关节畸形日益严重，痛风结节在身上出现的部位增多，体积增大，易破溃流出白色尿酸盐结晶。关节永久性畸形造成的功能障碍，影响日常学习、工作和生活，给病人带来极大的身心痛苦。

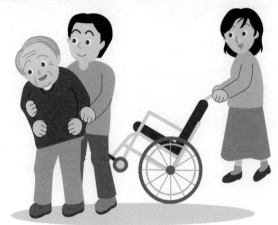

　　此外，尿酸盐还会不断沉积到肾脏里，形成肾结石。

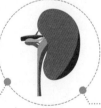

　　临床出现水肿、少尿、蛋白尿、夜尿增多、高血压、贫血等现象。

提示肾功能损害逐步加重。

　　病情进一步发展，甚至会出现不易逆转的肾功能衰竭，进而危及生命。

4. 高尿酸人群的饮食要点是什么？

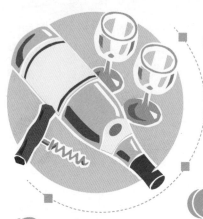

① 不喝酒

酗酒是导致痛风发病的主要因素之一，如无法避免，可遵循适量红酒、少量白酒、严禁啤酒的原则。

② 不吃动物内脏

动物内脏属于高嘌呤食物，会使体内尿酸增高，故不要吃动物内脏。

③ 少吃海鲜

海鲜属于中高嘌呤食物，也要少吃。

④ 多喝水

多喝水可促进体内废弃物质的排泄，对排尿酸有利，每天保证 2500 ～ 3000 ml 的饮水量有利于缓解尿酸高的现象。

⑤ 不喝浓汤（肉汤、海鲜汤、火锅汤）

嘌呤属于水溶性物质，浓汤炖煮时间长，汤中嘌呤含量一般较高，故不要喝浓汤。

5. 各种食物的嘌呤含量是怎样的?

1 第 1 类: 嘌呤含量较少, 每 100 g 含量小于 50 mg

■ 谷类、薯类:

大米、米粉、小米、糯米、大麦、小麦、荞麦、面粉、面条、面包、馒头、麦片、马铃薯等。

■ 坚果类及其他:

海参、海蜇皮、海藻、红枣、葡萄干、木耳、蜂蜜、瓜子、杏仁、栗子、莲子、花生等。

■ 乳类及其制品:

牛奶、奶粉、乳酪、酸奶、炼乳等。

■ 水果类:

橙、橘、苹果、梨、桃、西瓜、哈密瓜、香蕉等。

■ 蔬菜类:

白菜、卷心菜、芥菜、芹菜、青菜叶、空心菜、芥蓝菜、茼蒿菜、韭菜、黄瓜、苦瓜、冬瓜、南瓜等。

■ 肉类、蛋类:

猪血、猪皮、鸡蛋、鸭蛋等。

2 第 2 类: 嘌呤含量中等, 每 100 g 含 50 ～ 150 mg

■ 水产类:

鳝鱼、鲤鱼、草鱼、虾、龙虾、螃蟹等。

■ 肉类:

猪肉、牛肉、羊肉、鸡肉、兔肉、鸭肉、鹅肉等。

■ 豆类及其制品：

绿豆、红豆、花豆、豌豆、菜豆、豆腐干、豆腐等。

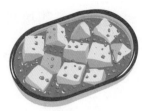

③ **第 3 类：嘌呤含量较高，每 100 g 含 150～1000 mg**

■ 肉类：

猪肝、牛肝、牛肾、猪小肠、浓肉汁、浓鸡汤及肉汤等。

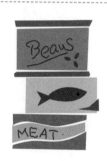

■ 其他：

火锅汤、酵母粉、各种酒类及一些调味品，如蘑菇精、鸡精等。

■ 水产类：

白带鱼、白鲇鱼、沙丁鱼、凤尾鱼、鲢鱼、鲱鱼、鲭鱼、小鱼干、牡蛎、蛤蜊等。

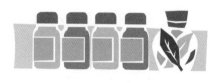

痛风急性发作期，饮食应以上述第 1 类为主，第 2 类和第 3 类禁食。当处于高尿酸血症期的时候，饮食以第 1 类为主，第 2 类限量，避免第 3 类。如果长期处于痛风的间歇期，并且血尿酸也得到很好的控制，那饮食限制可以进一步放宽，以第 1 类为主，第 2 类限量，第 3 类少吃。

6. 高尿酸人群需要补充哪些营养素？

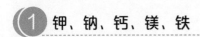

1 钾、钠、钙、镁、铁

5 种元素进入人体

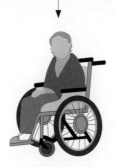

经过代谢呈碱性

碱性可以中和尿酸的酸性，故多食
用碱性食物有助于降低尿酸

含钾、钠、钙、镁、铁等矿物质较多的食物，如蔬菜、水果、乳类、豆类和菌类等。注意，菠菜和菌类由于嘌呤含量较高，不适合痛风患者食用，除此之外其他蔬菜都可以成为痛风患者促进尿酸排泄的好助手。

② 维生素 C 和 B 族维生素

维生素 C　**B 族维生素**　能促进血液循环，使组织中沉积的尿酸

排出　有利于尿酸　**溶解**

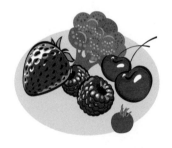

富含维生素 C 的食物有狝猴桃、樱桃、草莓、青枣等。

富含 B 族维生素的食物有小米、燕麦片、全麦、玉米等。

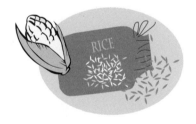

③ 叶酸

叶酸可降低血液中的尿酸，富含叶酸的食物大多是深绿色蔬菜。由于人体对天然叶酸的吸收利用率相对太低，因此选用合成叶酸更为适合高尿酸患者。

7. 高尿酸人群的日常护理要注意什么？

 适当运动

运动有助于机体排泄废弃物，故对降低尿酸有帮助。但老年人宜选择舒缓的步行、打太极拳、慢跑等有氧运动。痛风发作时不宜运动，以免加重病情。

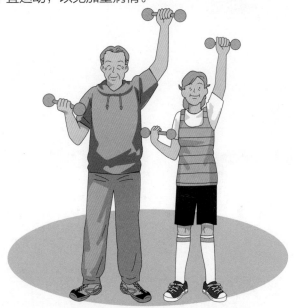

保持心情舒畅，保证睡眠，不要熬夜

紧张或睡眠不足会引起血管紧张素增多，不利于体内废弃物质的代谢排出，会引起或加重尿酸高的现象。

第五章

老年心脏病患者的饮食及营养特点

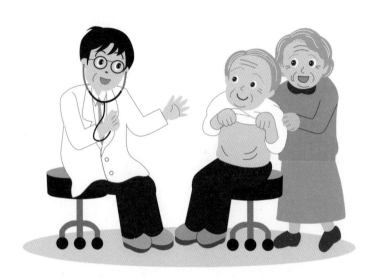

心脏病是一类比较常见的循环系统疾病。循环系统由心脏、血管和调节血液循环的神经和体液组织构成，循环系统疾病也称为心血管病，包括上述所有组织器官的疾病，在内科疾病中属于常见病。

1. 心脏病的病因和临床表现有哪些？

老年人新陈代谢下降，身体各器官处在逐步衰退的状态，同时循环系统也因血液黏稠度加大和血管弹性降低及增厚老化影响到心肌营养的供给、排泄、代谢和循环，易患各种心脏病，其中冠心病是老年人心脏病中的常见病。

心脏病的临床表现：

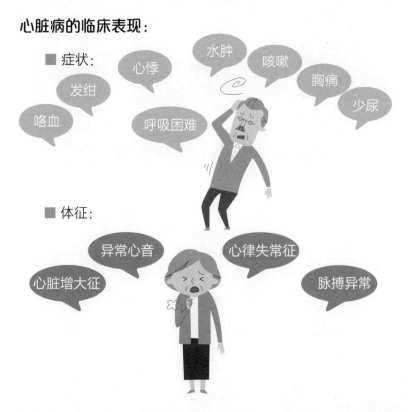

- 症状：水肿 心悸 咳嗽 发绀 胸痛 咯血 呼吸困难 少尿

- 体征：异常心音 心律失常征 心脏增大征 脉搏异常

2. 什么是冠心病？它有什么危害？

　　冠状动脉粥样硬化性心脏病是冠状动脉血管发生动脉粥样硬化病变而引起血管腔狭窄或阻塞，造成心肌缺血、缺氧或坏死而导致的心脏病，常常被称为"冠心病"。

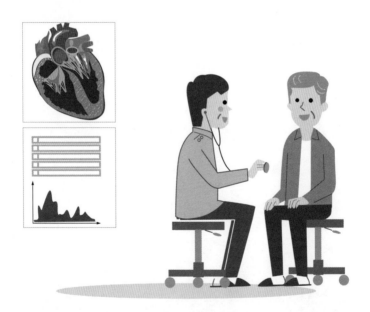

　　冠心病会造成心肌缺血（隐匿性冠心病）、心绞痛、心肌梗死、缺血性心力衰竭（缺血性心脏病）和猝死等严重后果。

3. 心脏病患者的饮食要点有哪些?

① 控制食盐的摄入量

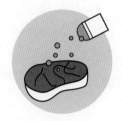

冠心病等心脏病患者，建议每日食盐的摄入量控制在 3 g 以下。

② 控制脂肪的摄入量

每日脂肪的摄入量应小于总摄入热量的 20%，以植物油为主，其中胆固醇的摄入量要小于 200 mg。

③ 控制碳水化合物的摄入量

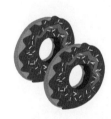

每日碳水化合物的摄入量占总热量的 60% ~ 65%，一般选用复杂碳水化合物，多吃粗粮谷物等，少食精米精面，限制食用单糖和双糖含量高的食物，如点心、冰激凌、巧克力、蜂蜜等。

④ 控制蛋白质的摄入量

蛋白质摄入总量占每日摄入总热量的 15% ~ 20%，并以植物蛋白为主。豆制品中含有植物胆固醇，可以竞争性地抑制人体对食物中胆固醇的吸收，减少心脏病的发生。

⑤ 足量的蔬菜和水果

每日保证 400 ～ 500 g 蔬菜、水果的摄入量。蔬菜和水果中富含的维生素、矿物质、膳食纤维可以帮助维持血压的稳定，保持心脏的健康。

⑥ 忌大量饮浓茶和咖啡

茶和咖啡中含有大量的咖啡因，如大量饮用会摄入过多的咖啡因，导致心脏过度兴奋，心跳速度加快，增加心脏负担，对心脏健康不利。

⑦ 晚餐要限量

晚餐以清淡易消化为宜，热量不超过一天总摄入热量的30%。因为晚餐摄入过多的热量会引起血液中胆固醇增加，刺激低密度脂蛋白和极低密度脂蛋白活跃和增多，导致多余的胆固醇运载到动脉壁堆积，加重心血管疾病的病情。

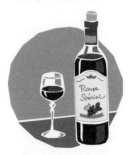

⑧ 控制酒的摄入量

心脏病稳定期，如要饮酒，应选择红酒，杜绝白酒、啤酒。红酒中的多酚物质对血管健康有非常大的益处，每天饮用100 ml 左右的红酒对心脏健康有益。

4. 心脏病患者要注意补充的营养素有哪些？

1 多不饱和脂肪酸（ω-3 脂肪酸）

多吃深海鱼是保护心脏的好方法。深海鱼中含有丰富的 ω-3 脂肪酸，可促进脂肪的分解和代谢，减少脂类在血管中的堆积，预防心血管堵塞，保护心脏健康。

2 B 族维生素

B 族维生素可促进食物在体内的转化和吸收，加速机体的新陈代谢，保持心血管的健康。五谷杂粮等粗粮中富含 B 族维生素。

3 豆类蛋白质

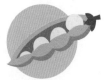

豆类不但含有丰富的膳食纤维，同时还含有丰富的植物蛋白。植物蛋白含有植物胆固醇，可以竞争性地抑制人体对胆固醇的摄入量，对心血管健康有利。

4 维生素 C

维生素 C 是强抗氧化剂，能够清除体内的自由基，减少自由基对血管和心肌细胞的伤害，保护心脏的健康。富含维生素 C 的食物有猕猴桃、樱桃、草莓及各类新鲜蔬菜等。

⑤ 维生素 E

维生素 E 具有超强的抗氧化性，并能抑制血小板凝聚，预防血栓的形成，从而有利于心脑血管的健康。富含维生素 E 的食物有小麦胚芽、葵花子及坚果等。

另外，燕麦片含有大量的膳食纤维，膳食纤维中的可溶性纤维能大量吸收人体内的胆固醇并将其排出体外，从而降低血液中胆固醇的含量。同时，高黏度的可溶性纤维能延缓胃的排空，增加饱腹感，控制食欲，而非可溶性纤维能预防便秘。燕麦含有丰富的 B 族维生素和锌，它们对糖类和脂肪类物质的代谢具有调节作用，对老年人的健康非常有利。

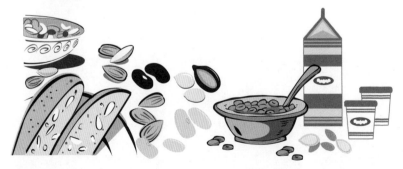

第六章

老年胃病患者的饮食及营养特点

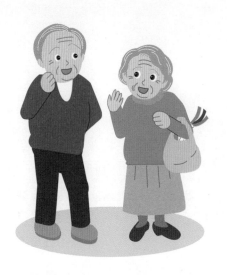

　　胃是人体的消化器官，胃病是常见病、多发病，发病人数占总人口的 20% 左右。年龄越大，发病率越高，特别是在 50 岁以上的中老年人中更为多见，男性高于女性。如不及时治疗，长期反复发作，胃病极易发展成为癌症。胃病有胃炎、胃溃疡、十二指肠溃疡等，严重的有胃癌等。

1. 胃病的临床表现有哪些?

反酸烧心

① 这是胃病患者最常见的症状之一。

口苦

② 这是由胆汁反流性胃炎造成的。

胸闷

③ 以气不顺、滞留胸腔为特征，脾气暴躁者、情绪不佳者易得。

面色变化

④ 胃病患者病史过长，面色容易萎黄、黯淡无光。

⑤

疼痛

⑥ 这是胃病最常见的症状之一，表现形式有隐痛、刺痛、绞痛。

恶心呕吐

饮食失常、寒温不适引起的胃病，容易造成患者恶心呕吐。

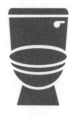

乏力、四肢无力

久病体虚，常感觉乏力，不思动，四肢出现无力感。

打嗝嗳气

跟情绪有关，因吵架、压力过大等导致的胃病患者容易有此症状。

胀气

这也是胃病最常见的症状之一。如果胃内的气体不能及时、正常排出，就会导致胀气。

食胀

由于各种各样的因素，胃不能正常消化食物，或者肠胃蠕动过慢，从而导致食胀。

舌苔颜色变化

胃病初期，舌苔黄，口有异味。时间久后，舌苔转白，便秘者舌质肥厚，疼痛者舌质有瘀斑。

2. 胃病患者的饮食要点是什么？

1 饮食要规律

有规律地进餐，定时定量，可形成条件反射，有助于消化腺的分泌，更利于消化。到了固定时间，不管肚子饿不饿，都应主动进食，避免过饥或过饱，形成规律定量的饮食习惯。

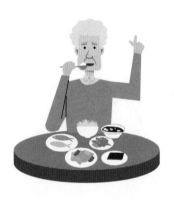

2 饮食要清淡

不要大鱼大肉，清淡饮食有利于人体的消化，养胃护胃。

3 饮食要保持多个"少"

吃得要少、难消化的要少、荤腥油腻要少、腌制食品要少、香燥煎炸要少、茶要少喝、酒要少饮。

4 进食要细嚼慢咽

细嚼慢咽有利于食物消化，减少胃黏膜损伤，减轻胃部负担，避免吞、呛、噎等情况出现。

5 饮食要洁净

不吃不干净的食物，以免造成急性胃肠炎。瓜果蔬菜要洗净，以免造成农药、化肥中毒。

⑥ 忌食过冷或过热的食物，要吃常温或暖的食物

食物过冷或过热都会刺激或损伤胃部黏膜，加重胃部疾病。

⑦ 吃的食物要软烂

过硬的食物会影响胃肠的消化和吸收，加重胃的负担，软烂的食物易吸收、好消化。

⑧ 食物要新鲜

最好选择时令的新鲜瓜果蔬菜，不吃陈腐过夜和腌制的食物，以减少有害物质对胃肠黏膜细胞的伤害。

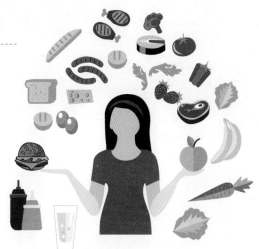

⑨ 注意饮水

餐前饮水或喝汤必须少量，以免大量的水分稀释胃液，影响食物的消化。餐后也不宜直接大量喝水或喝汤，以免增加胃肠的消化负担。

3. 胃病患者需要补充的营养素有哪些？

蛋白质

蛋白质是构成细胞不可或缺的物质，对胃黏膜具有一定的修复作用。胃病患者可选择食用富含优质蛋白质的食物，如鱼、肉、蛋、奶类等。

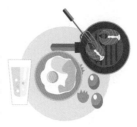

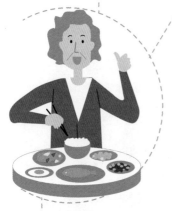

2 维生素 C

胃液中保持正常的维生素 C 含量，能有效发挥胃的功能，保护胃部和增强胃的抗病能力。因此，要多吃富含维生素 C 的蔬菜和水果。

3 蒜素

蒜素可以从多个方面阻断致癌物亚硝酸铵的合成，对预防胃癌有帮助。大蒜对预防幽门螺杆菌感染也有一定的帮助。

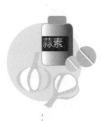

4. 胃病患者的日常护理要点有哪些?

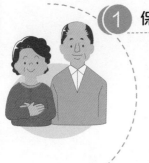

① 保持心情愉悦

胃病、十二指肠溃疡等病症的发生与发展,与人的情绪、心态密切相关。因此,要注意心理健康,保持精神愉快和情绪稳定,避免紧张、焦虑、恼怒等不良情绪的刺激。同时,注意劳逸结合,防止过度疲劳,以免影响胃病的康复。

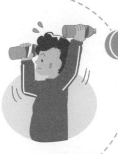

② 运动健养

肠胃病人要结合自己的体征,适度加强运动锻炼,提高机体抗病能力,减少疾病的复发,促进身心健康。

③ 保暖护养

秋冬季节昼夜温差变化大,患有慢性胃炎的老年人要特别注意胃部的保暖,适时增添衣服,夜晚睡觉盖好被褥,以防胃部着凉而引发胃痛或加重旧疾。

第七章
老年肾病患者的饮食及营养特点

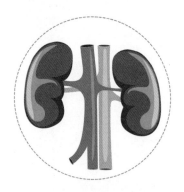

　　肾脏是受衰老影响最明显的器官之一，也是功能减退最快的器官之一。肾病发病人数占总人口的20%左右。

　　当今老年人患各种肾脏病者高达17.3%，随着科技进步，治疗手段愈加发达，心脏病、肿瘤等发病率、致死率正逐年下降，但慢性肾病等发病率却逐年上升，特别是老年人群慢性肾病发病率明显升高。65岁以上人群中11%患有3级以上的慢性肾病，大多数3级以上的患者将发展成尿毒症。

　　我们应当重视老年人肾病的症状特点，及时治疗调理。

1. 导致肾病的原因有哪些?

1 血黏度高

从血液流变学角度看，血浆黏度、全血黏度、纤维蛋白含量以及血小板聚集性明显增加，会导致肾细胞缺血或坏死，从而引发肾病。

2 感染

咽炎、扁桃体炎等感染都会引发肾病，感冒则是引发、加重肾病最常见的一种感染。

3 劳累过度

劳累过度会造成免疫力降低，长此以往容易引发肾病。

4 环境恶劣

风寒冷冻等环境因素会造成人体自身免疫功能及抗病能力下降，导致肾脏功能受损。

5 憋尿及膀胱炎

尿液长期潴留在膀胱内，极易造成细菌繁殖，一旦返回输尿管和肾脏，其中的有害毒素就会感染和毒害肾脏细胞，引发肾病。

6 滥用药物

滥用药物也是导致肾病屡见不鲜的原因之一。很多常见的感冒药和消炎止痛药都有肾脏毒性，长期服用容易损伤肾脏导致肾病。

2. 肾病综合征（NS）的危害有哪些？

① **大量蛋白尿**

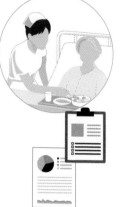

　　大量蛋白尿是肾病综合征患者最主要的临床表现，也是肾病综合征最基本的病理生理机制。

② **低白蛋白血症**

　　肾病综合征使大量白蛋白从尿中丢失，促进白蛋白肝脏代偿性合成和肾小管分解的增加。当肝脏白蛋白合成增加不足以克服丢失和分解时，则出现低白蛋白血症。

③ **水肿**

　　肾病综合征使白蛋白水平降低，导致血浆胶体渗透压下降，使水分从血管腔内进入组织间隙，这是造成肾病综合征水肿的基本原因。

4 高脂血症

肾病综合征合并高脂血症的原因目前尚未查明，通常出现高胆固醇和（或）高甘油三酯血症，血清中低密度脂蛋白、极低密度脂蛋白和脂蛋白浓度增加，常与低蛋白血症并存。

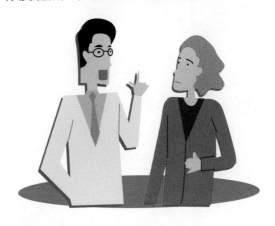

5 容易感染，免疫力低下

除血浆白蛋白减少外，血浆中的某些免疫球蛋白（如免疫球蛋白 G ）和补体成分、抗凝及纤溶因子、金属结合蛋白及内分泌素结合蛋白也会减少，尤其是产生大量蛋白尿，肾小球病理损伤严重和非选择性蛋白尿时更为显著。患者易出现感染、免疫功能低下等并发症。

3. 肾病患者的饮食要点是什么?

① 适量摄入蛋白质

■ 蛋白质是人体必需的营养素,但如果蛋白质摄入量过高,就会增加肾脏的负担,加重肾脏损害。

■ 要优选富含人体必需氨基酸的完全蛋白,如鱼、肉、蛋、奶或优质的大豆分离蛋白等。蛋白摄入量应遵医嘱。

② 控制热量摄入

热量的摄入由病情决定,控制热量摄入能改善代谢的紊乱,减少肾脏负担。

③ 低盐饮食

■ 高盐会导致尿蛋白含量升高。

■ 盐摄入量还会影响血管紧张素转化酶抑制剂(ACEI)的降尿蛋白效果。

■ 高盐摄入还会导致透析患者血容量增加,血压升高。

■ 推荐每日食盐摄入量不超过 3 g。轻、中度水肿患者,如肾功能无明显减退,可予低盐饮食,控制在每日 2 g。只有重度水肿和肾小球滤过率显著降低($<30 \text{ ml/min/1.73 m}^2$)的患者,

才予无盐饮食。

■ 含钠高的食物：咸菜类、泡菜类、油条、紫菜、菠菜、茴香、芹菜、黄花菜、萝卜等，要少吃。

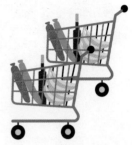

4 低钾饮食

高钾血症是慢性肾功能衰竭最常见的并发症之一。严重的高钾血症会引起心搏骤停等生命危险，故应十分警惕。为预防高钾血症，每日钾的摄入量应限制在 2 g 以下，慎食高钾食物，也可通过烹饪的方法将含钾高的食物去钾，如土豆用水浸泡，蔬菜在水中煮熟后弃水食菜，水果加糖水煮后弃水食果肉等。

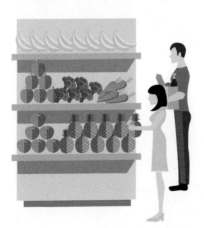

■ 含钾高的蔬菜：芹菜、大葱、马铃薯、木耳、毛豆、山药、菠菜、苋菜、紫菜、海带等。

■ 含钾高的水果：西瓜、香蕉、杏、黑枣、柚子、柑橘、草莓、菠萝、杧果、香瓜、哈密瓜等。

■ 含钾高的坚果和豆类：核桃、花生、绿豆、赤豆、大豆、蚕豆等。

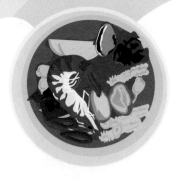

⑤ 低嘌呤饮食

高嘌呤饮食会加重体内的尿酸生成，而体内的尿酸要通过肾脏代谢，因此高嘌呤饮食会加重肾脏的负担。

⑥ 高膳食纤维饮食

适当食用高膳食纤维的食物，有利于保持大便通畅、排泄毒素，维持人体代谢平衡。

⑦ 高钙低磷饮食

慢性肾功能病容易导致电解质紊乱，会出现低钙血症和高磷血症，所以应重视饮食的高钙低磷。但令人遗憾的是，含钙高的食品往往含磷高，如排骨、虾皮等，因此高钙低磷饮食主要强调低磷饮食。有专家指出："应禁食动物内脏如脑、肝、肾等，不吃烧鹅、海鲜、老火汤，不喝酒，少吃南瓜子等干果。"

⑧ 多吃蔬菜水果

蔬菜水果中富含维生素和矿物质及微量元素。摄入充足的维生素、矿物质和微量元素，如 B 族维生素、维生素 C 和锌、钙、铁等，可对肾脏起到保护作用。当然，蔬菜水果的选择也要注意遵循低糖、低钠、低钾、高纤维的饮食原则，方能有利于老年肾病患者的健康，否则伤害更大。

4. 肾病患者的日常保健有哪些要点?

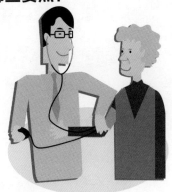

1

　　注意劳逸结合，避免过度劳累导致的肾功能衰竭。

2

　　注意防寒保暖，避免感冒引起的肾病。

3

　　注意营养，适度锻炼，提升机体的免疫能力，预防疾病的发生和进一步发展。

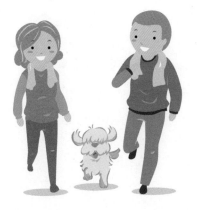

4

　　注意预防高血脂、高血压、高血糖、高尿酸等代谢综合征，避免这些疾病加重肾脏负担从而引发肾脏疾病。

第八章
保健食品不可不知的小知识

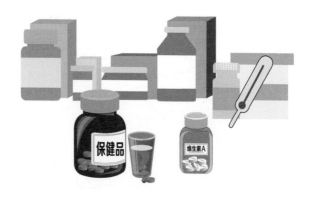

　　保健食品是指以补充维生素、矿物质为目的或者声称具有特定保健功能的食品。它是适宜特定人群食用，具有调节机体功能，不以预防疾病和治疗疾病为目的，并且声称对人体不产生任何急性、亚急性或者慢性危害的食品。保健食品同时具备三种属性：食品属性、功能属性和非药品属性。保健食品是食品中的一个特别种类，处在其他食品和药品之间且不能代替这二者。

1. 保健食品人人都需要吃吗？

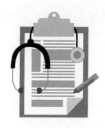

　　不是每个人都需要购买、食用保健食品。大多数人通过合理、平衡的饮食，可以摄入机体所需的营养，养成良好的生活、运动习惯，可促进或维持身体健康。少数人可酌情通过保健食品补充机体所缺乏的维生素或矿物质。

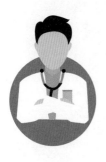

　　保健食品的上市审批和市场管理相对宽松，其声称的特定保健功能未必有实效，产品质量在生产和销售过程中远不如药品有保证。许多"功能性保健食品"，借助人们渴望健康、走养生捷径和恐惧死亡的心理，进行夸大或虚假宣传，抬高产品价格，实际上这类产品除了没有理想的保健效果，盲目地长期食用还可能有潜在的健康危害。

尽管保健食品种类繁多，产品层出不穷，广告铺天盖地，鼓吹的功效十分诱人，但作为消费者（尤其是老年人）要始终保持理智、冷静，不应为了追求健康、美丽或青春，走所谓的"保健捷径"，付出高昂而不必要的花费和精力，甚至牺牲自己的健康。

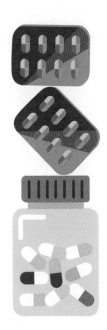

保健食品不能代替其他食品，即使食用也不能给人体补充全面的营养素，应该坚持正常饮食。保健食品不能代替药品，它不能预防和治疗任何疾病，不能将它作为灵丹妙药。这两个方面，老年读者一定要谨记和留意。

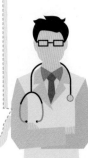

2. 保健食品的大致分类有哪些？

我国的保健食品分为两大类，一类是功能性保健食品，另一类是营养素补充剂。

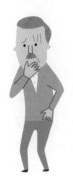

1 功能性保健食品

声称具有某种或某几种特定保健功能（如免疫调节、延缓衰老、改善记忆、促进生长发育、抗疲劳、减肥、耐缺氧、抗辐射、抗突变、抑制肿瘤、调节血脂、改善性功能等）的保健食品，这类保健食品是厂商进行不实宣传和牟取暴利的重灾区。

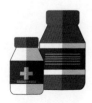

2 营养素补充剂

以补充维生素、矿物质而不以提供能量为目的的产品，其作用是补充膳食供给的不足，预防营养缺乏和降低发生某些慢性退行性疾病的风险。

3. 保健食品与药品主要有哪些区别？

 使用目的不同

保健食品以调节机体机能、提高人体抵御疾病的能力、降低疾病发生的风险等为目的，而不以预防、治疗疾病为目的。药品是指用于预防、治疗、诊断人的疾病，有目的地调节人的生理机能并规定有适应证或者功能主治、用法和用量的物质。

2 毒副作用不同

保健食品按照规定的食用量食用，一般不会给人体带来任何急性、亚急性或慢性危害，而药品可能有毒副作用。需要说明的是，一些食品、保健食品、药品的毒副作用，要较长时间之后才表现出来。盲目地长期食用某种保健食品，即使按标注的用量食用，也可能对身体造成不利的影响。

3 生产质量控制不同

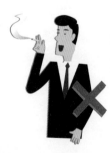

生产过程的质量控制方面，对保健食品的要求通常要低于药品。如作为保健食品的维生素类产品（"食"字号），可以在食品厂生产；而作为药品的维生素类产品（"药"字号），则必须在制药厂生产，并且对空气清洁度、无菌标准、原料质量等有一系列规范化的要求，以严格保证质量。

140

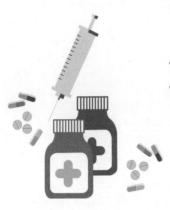

④ 可以采用的原料种类不同

明显有毒有害的物质不得作为保健食品原料。药品可依法、合理使用有毒有害物质作为原料。

⑤ 使用方法不同

保健食品一般仅限口服使用，药品可以采取注射、外用涂抹等方法使用。

⑥ 效果方面的区别

保健食品并没有治疗疾病的作用，各国保健食品上市的门槛都远低于药品，有资质的厂商一般通过提供样品进行污染物等卫生检测得到《卫生学检验报告》、通过动物实验得到《毒理学安全评价报告》《保健功能评价报告》，并提供相关文件便可获批上市。

⑦ 说明书和广告宣传不同

保健食品说明书相对简略，并经常对其声称的保健功能进行夸大或虚假的广告宣传。药品的使用说明书须经过药品管理部门批准，内容详细、严谨、准确，有适应证、用法用量、注意事项、不良反应、药物相互作用、药物毒理或药代动力学等内容，其广告仅针对有关病症，一般不会进行虚假宣传。

4. 如何判断违法保健食品广告?

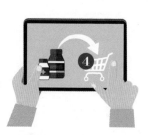

　　根据2015年修订颁布的《广告法》,
保健食品广告不得含有下列内容:

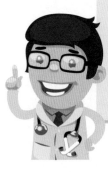

> （1）表示功效、安全性的断言或者保证;
> （2）涉及疾病预防、治疗功能;
> （3）声称或者暗示广告商品为保障健康所必需;
> （4）与药品、其他保健食品进行比较;
> （5）利用广告代言人作推荐、证明;
> （6）法律、行政法规规定禁止的其他内容;
> （7）保健食品广告应当显著标明"本品不能代替药物"。

　　广播电台、电视台、报刊、音像出版单位、互联网信息服务提供者不得以介绍健康、养生知识等形式变相发布保健食品广告,在针对未成年人的大众传播媒介上也不得发布保健食品广告。

　　违反上述规定者将被责令停止发布广告、消除影响并依法受到严惩。

5. 如何避免相信保健食品的不实宣传而上当受骗？

保健食品的广告容易出现夸大和虚假宣传，这是为了吸引广大消费者相信、购买、使用。我们要避免上当受骗，可以做好以下几点。

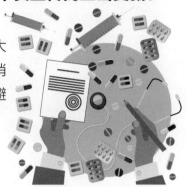

① 不被名声和用户量左右

某些厂商财大气粗，其宣传的功能性保健食品，品牌名气再大、购买用户再多、宣传年份再久，也丝毫不能证明其科学性，也不代表其保健品质一定有保障。市场上有一些经过精心包装的老产品，借助多年营销获取暴利、积累客户，利用相对宽松的管理环境和狂轰滥炸的广告宣传浪得虚名，这些都与我们自己购买保健食品的必要性没有什么关系。

② 不相信个人（尤其是个别名人）的证词

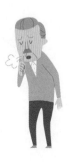

科学研究从来不把个人证词当作证据，一个人吃了某种东西觉得有效，可能是心理作用，也可能是其他东西发挥了作用。某种保健食品或药品被证明有效果，必须依靠大样本的随机双盲对照试验，过程严格控制并能重复检验——这才是科学认可的可靠证据。

③ 不理睬"权威机构"的代言

曾经有段时间，许多广告充斥着"中华 XX 学会推荐""中国 XX 协会认可"，事后发现这些看似权威的国家级机构只是民间小组织甚至是不正规的"野鸡组织"。真正独立的、可信赖的权威机构或组织，如世界卫生组织、中国科学院，从来不会给任何产品代言，也不允许任何人打着自己的旗号卖产品。

④ 不信任有利益关系的"科学家"

个别的科学家不能代表整个科学界，更何况是有利益关系的个别科学家，即使他们是所谓的"著名科学家"，他们讲的话也可以是假话、出具的证据可以是伪证，统统不要相信。要信任没有利益关系、传播科学主流声音的科学家或有关专业人员。

⑤ 不理会天花乱坠的科技术语和养生名词

保健食品厂商喜欢包装、炒作各种商业概念，运用看似专业的最新科技术语、科技名词或者从古书上翻出来的养生词汇、养生理念，推广自己的保健食品。